DE QUELQUES POINTS RELATIFS AUX RÉCIDIVES ET AUX GÉNÉRALISATIONS DES CANCERS DU SEIN CHEZ LA FEMME

PAR

Le Docteur H. RIEFFEL

INTERNE MÉDAILLE D'OR DES HOPITAUX DE PARIS
PROSECTEUR A LA FACULTÉ DE MÉDECINE
LAURÉAT DE L'ACADÉMIE DE MÉDECINE, PRIX OULMONT

PARIS
G. STEINHEIL, ÉDITEUR
2, RUE CASIMIR-DELAVIGNE, 2

1890

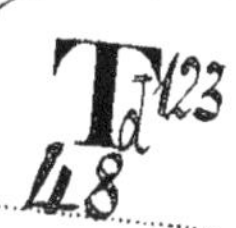

DE QUELQUES POINTS RELATIFS
AUX RÉCIDIVES ET AUX GÉNÉRALISATIONS
DES
CANCERS DU SEIN
CHEZ LA FEMME

IMPRIMERIE LEMALE ET Cie, HAVRE

DE QUELQUES POINTS RELATIFS

AUX RÉCIDIVES ET AUX GÉNÉRALISATIONS

DES

CANCERS DU SEIN

CHEZ LA FEMME

PAR

Le Docteur H. RIEFFEL

INTERNE MÉDAILLE D'OR DES HOPITAUX DE PARIS
PROSECTEUR A LA FACULTÉ DE MÉDECINE
LAURÉAT DE L'ACADÉMIE DE MÉDECINE, PRIX OULMONT

PARIS

G. STEINHEIL, ÉDITEUR

2, RUE CASIMIR-DELAVIGNE, 2

1890

DE QUELQUES POINTS RELATIFS

AUX RÉCIDIVES ET AUX GÉNÉRALISATIONS

DES

CANCERS DU SEIN CHEZ LA FEMME

AVANT-PROPOS

Le nom de M. le Dr Tillaux devait être inscrit à la première page de cette thèse. Si notre modeste travail a quelque mérite, c'est à notre excellent et vénéré maître qu'il revient tout entier. Nous sommes fier d'avoir été et d'avoir pu rester son élève.

A ce nom, nous associons, avec un profond sentiment de reconnaissance et de respect, ceux de MM. les Drs Hanot, Schwartz et Gilbert. Nous n'oublierons jamais qu'ils ont été pour nous plus que des maîtres, qu'ils nous ont guidé dès le début de notre carrière, qu'ils nous ont prodigué sans compter leurs instants si précieux, qu'ils nous ont encouragé et soutenu dans les moments difficiles. C'est pour nous un véritable plaisir de pouvoir aujourd'hui leur adresser publiquement l'hommage de notre affection et de notre dévouement sans bornes.

Cependant, nous manquerions à tous nos devoirs, si nous n'exprimions ici notre sincère gratitude aux maîtres éminents qui nous ont accueilli dans leur service et nous ont donné, en maintes occasions, des preuves de leur bienveillance à notre égard : à MM. les professeurs Straus et Hayem, à MM. les Drs Le Dentu, Delens, Berger, Tenneson, Campenon, Bazy et Reynier. Nous remercions aussi bien vivement nos maîtres à l'Ecole pratique, M. le professeur Farabeuf et nos amis MM. les Drs Poirier, Tuffier et Gérard-Marchant. Qu'il nous soit enfin permis de rappeler le nom d'un homme, qui nous fut particulièrement cher, celui de Gosselin.

M. le Professeur Duplay nous a donné une nouvelle marque de l'intérêt qu'il veut bien nous porter en acceptant la présidence de cette thèse. Nous sommes heureux de lui offrir l'expression de notre entière reconnaissance.

INTRODUCTION

Grâce à leur excessive fréquence, à leur marche inexorable et fatale, les cancers du sein ont de tout temps vivement attiré l'attention des chirurgiens et provoqué les essais thérapeutiques les plus divers. D'autre part, cette variété de néoplasmes, siégeant dans une région facilement accessible, se prête fort bien aux ablations radicales, non seulement de la tumeur elle-même, mais encore des infiltrations ganglionnaires qu'elle entraîne, pour ainsi dire, constamment à sa suite. Aussi, lorsque les chirurgiens de tous pays ont commencé à s'occuper scientifiquement des résultats de guérison durable obtenue par le traitement opératoire, c'est principalement aux cancers de la mamelle qu'ils se sont adressés pour établir des statistiques destinées à mettre en évidence les progrès de la thérapeutique contemporaine. Ces résultats, encourageants on peut bien le dire, nous n'avons nullement l'intention de les étudier dans notre travail; les mémoires importants, publiés sur ce sujet, notamment à l'étranger, constituent, à cet égard, des documents suffisants, dont quelques-uns ont été utilisés par M. Monod (1) dans une série de remarquables leçons sur le pronostic et le traitement des cancers du sein. Toutefois, il ne faut pas se faire illusion sur le sort réservé à l'immense majorité des opérées ; en dépit de nos efforts, la guérison définitive reste la terminaison tout à fait exceptionnelle, quelle que soit l'époque à laquelle on intervienne et quel que soit le procédé opératoire mis en œuvre. A notre grand regret, nous devons reconnaître que les guérisons incontestables sont malheureusement bien plus rares encore qu'on ne tend à l'admettre

(1) Ch. Monod. Pronostic et traitement des cancers du sein. *Gaz. méd. de Paris*, 1884, n°s 1, 2, 4, 5.

de nos jours ; nous montrerons, en effet, qu'il faut, dans l'espèce, raisonner sur une base plus large que celle acceptée depuis Volkmann par la plupart des auteurs.

Il semble que les chirurgiens, se souvenant surtout des victoires qu'ils ont remportées dans leur lutte avec le cancer, aient quelque peu oublié leurs nombreuses défaites. Tandis que la littérature contemporaine est riche en mémoires sur la curabilité de la maladie cancéreuse, la question des récidives et de la généralisation a été un peu passée sous silence, et la seule discussion importante sur ce sujet est celle qui eut lieu en 1888 au Congrès français de Chirurgie. Pendant notre année d'internat chez M. Tillaux, notre excellent maître nous avait engagé à étudier dans leur ensemble les récidives dans les cancers chirurgicaux. La bonne volonté ne nous eût point fait défaut ; mais nous avons senti que notre esprit n'était pas mûr pour une œuvre d'une telle envergure. Nous avons préféré nous limiter aux cancers de la mamelle chez la femme.

Même avec un cadre ainsi restreint, nous n'avons pas voulu aborder sous toutes ses faces ce sujet, qui touche étroitement à la pathogénie encore si embrouillée du cancer en général. Celui-ci, on le sait, est, malgré de remarquables recherches, inconnu dans sa nature intime, et le débat reste tout entier ouvert entre les anatomo-pathologistes purs et les microbiologistes, ceux-ci soutenant l'origine parasitaire du cancer, ceux-là le considérant comme la conséquence d'un trouble dans l'évolution et les propriétés des éléments anatomiques. Nous n'avons nullement qualité pour intervenir dans un semblable débat. Qu'on ne vienne pas davantage, nous le répétons, chercher dans cette thèse un exposé complet des récidives et de la généralisation dans le cancer mammaire. Notre but est plus modeste ; nous désirons uniquement attirer l'attention sur quelques points particuliers, et c'est avec humilité que nous soumettons les résultats auxquels nous sommes arrivé à l'appréciation et à la critique des hommes compétents.

Cependant nous n'avons pas cru devoir passer sous silence l'examen des considérations générales relatives aux récidives dans les carcinomes mammaires ; on les trouvera brièvement exposées au chapitre II de ce travail. Dans les chapitres III et IV, nous étudierons quelques côtés spéciaux de la question, savoir les récidives locales et les récidives envisagées dans leurs rapports avec l'étendue des opérations. Enfin, ayant été frappé, au cours de nos recherches, de la prédilection avec laquelle le foie était frappé dans l'évolution du cancer du sein, nous avons essayé de nous rendre compte de cette particularité et nous avons été amené à reprendre l'étude des lymphatiques de la région mammaire, étude qui se trouve exposée au chapitre V de cette thèse. Mais nous ne saurions pénétrer au cœur de notre sujet, sans nous expliquer (chapitre Ier), sur la façon dont a été conçu ce travail, sur l'esprit qui a présidé à la réunion des matériaux qui lui servent de base.

CHAPITRE PREMIER

Sources auxquelles sont puisés les matériaux de ce travail. Comment nous les avons réunis.

Il y a un demi-siècle à peine, écrit M. Brault (1) dans une remarquable Revue, l'expression « cancer » englobait indistinctement toutes les tumeurs malignes capables de se généraliser ; cette dénomination s'appliquait aux néoplasmes les plus divers, aux cancers vrais, aux épithéliomas, aux lymphadénomes, aux sarcomes enfin, dont quelques-uns évoluent avec les allures d'une redoutable malignité. Les progrès de l'anatomie microscopique ont montré que ces tumeurs, parfois fort comparables dans leurs manifestations cliniques, ne le sont nullement au point de vue de leur structure et qu'une classification plus méthodique devenait nécessaire. M. le professeur Cornil (2) essaya de mettre un peu d'ordre dans une nomenclature aussi obscure ; il fit adopter en France le mot carcinome, créé par Rokitansky, et proposa de le substituer à celui de cancer qui, pendant plusieurs années, fut appliqué tout à la fois aux épithéliomes, c'est-à-dire aux néoplasmes dérivant des cellules épithéliales de l'organisme et aux carcinomes proprement dits, c'est-à-dire aux néoplasmes dérivant du tissu conjonctif. Actuellement, la théorie de l'origine conjonctive du carcinome est fortement battue en brèche et on tend de plus en plus à considérer celui-ci comme une forme anatomique de l'épithéliome. Pour la mamelle en particulier, la théorie épithéliale semble avoir rallié la plu-

(1) Brault. De l'origine non bactérienne du carcinome. *Arch. gén. de médec.*, 1885, II, p. 458.

(2) Cornil. Art. Carcinome du *Dict. Encyclop. des sc. méd.*

part des suffrages, depuis les travaux de M. Malassez, consignés dans la thèse de son élève M. Deffaux (1); en un mot, le carcinome ne serait qu'un épithéliome diffus. M. Quénu dans le « Traité de Chirurgie » (t. I, p. 362 et suiv.) démontre d'une manière irréfutable que le carcinome doit définitivement prendre place dans le groupe des tumeurs épithéliales ; et, depuis plusieurs années du reste, M. Lancereaux soutient que la néoplasie dite carcinomateuse ne saurait apparaître primitivement dans un tissu autre que le tissu épithélial.

Néanmoins, ces idées ne sont pas encore assez répandues pour nous permettre de proposer une nomenclature nouvelle, et nous conserverons le mot « carcinome », tout en sachant que ce terme est destiné à disparaître dans un avenir prochain et qu'il ne sert plus actuellement qu'à désigner une variété d'épithélioma. C'est uniquement le carcinome que nous aurons en vue dans le cours de notre travail, et le mot cancer, quand nous l'emploierons, devra être considéré comme synonyme de carcinome. Si le clinicien peut à la rigueur étendre le sens de ce terme, l'histologie ne le permet plus, et nous sommes convaincu que c'est seulement en adoptant des divisions nettes, bien qu'un peu arbitraires nous le savons, qu'on arrivera à faire cesser la confusion regrettable qui règne actuellement encore sur beaucoup de descriptions. Nombre de cancers encéphaloïdes, tels que les comprenait Velpeau, ne sont que des sarcomes de la mamelle. A notre avis, la nécessité du diagnostic histologique s'impose (2). Est-il besoin de le prouver ? Tout récemment encore, notre cher maître, M. Bazy, nous racontait le fait suivant, qu'il doit prochainement communiquer à la Société de Chirurgie. Il est consulté par une dame portant dans le sein un néoplasme assez volumineux que recouvrait une peau non adhérente, mais épaissie et œdématiée. L'aisselle correspondante renfermait quelques ganglions aug-

(1) DEFFAUX. *Contribution à l'étude des tumeurs du sein d'origine épithéliale.* Th., Paris, 1877. Voir aussi : PAUL RAYMOND. Origine épithéliale et nature parasitaire du cancer. Revue générale. *Gaz. des hôpit.*, 1889, n° 105.

(2) Cependant il faut reconnaître qu'à l'heure présente, le microscope ne nous a pas encore donné de renseignements suffisants pour permettre une classification histologique inattaquable des néoplasmes mammaires.

mentés de volume. Le médecin traitant avait songé à une tumeur carcinomateuse et les signes cliniques semblaient, en effet, plaider en faveur d'une semblable hypothèse. Quelques jours plus tard, au moment d'opérer, M. Bazy explore à nouveau la cavité axillaire, et quel n'est pas son étonnement en ne retrouvant plus les glandes lymphatiques, dont il avait constaté la présence lors de son premier examen. Un tel phénomène éveille aussitôt dans son esprit l'idée d'une tumeur bénigne ou même d'une affection inflammatoire de la mamelle. Dans le doute, il commence par fendre la tumeur ; mais la surface de section offre un aspect franchement carcinomateux et fournit même un peu de suc au raclage. L'hésitation ne paraît plus permise, et séance tenante, notre maître pratique l'amputation totale du sein avec curage de l'aisselle. Une nouvelle surprise lui était réservée : la tumeur examinée avec le plus grand soin par M. Letulle, n'était autre qu'un fibrome de la mamelle avec poussées inflammatoires dans les canaux galactophores.

Il est évident que, dans des circonstances analogues (1), tout chirurgien expérimenté, consciencieux et de bonne foi, pourra s'y tromper, et, de fait, de nombreuses erreurs ont été commises dans le diagnostic des tumeurs mammaires. Nous faisons surtout allusion ici, d'une part au carcinome circonscrit au début et aux noyaux inflammatoires limités, d'autre part au cancer diffus et à la mammite chronique généralisée (2) que Wernher a bien étudiée sous le nom de cirrhose mammaire. Tout praticien exercé sait que, dans ces cas, on se heurte à des difficultés diagnostiques parfois insurmontables (3). Il nous paraît superflu de faire ressortir les

(1) Dans une clinique récente, M. le professeur Trélat a à nouveau attiré l'attention sur les difficultés de diagnostic des tumeurs du sein dans quelques circonstances. (*Gaz. Hôpit.*, mars 1890, nº 28.)

(2) VON VOLKMANN (*Beiträge zur Chir.*, 1875) raconte que cinq fois, il a fait l'ablation de mastites chroniques diffuses, qu'il avait prises pour des squirrhes ; dans deux cas, il avait même vidé l'aisselle. Bien entendu, il n'y eut de récidive dans aucun cas.

(3) Nous renvoyons à cet égard aux excellents articles de MM. RECLUS (*Cliniq. Chir. de l'Hôtel-Dieu*, p. 417) et TILLAUX (*Gaz. Hôpit.* 10 mai 1887, et *Traité de Chir. Cliniq.* Tome 1er). C'est surtout la mammite chronique généralisée et le cancer diffus qui sont difficiles à distinguer. Il semble du reste, que

conséquences que ces erreurs entraînent dans l'appréciation du pronostic. Telle malade, dont la nature de la tumeur n'aura pas été soumise au contrôle du microscope, sera portée dans les statistiques comme guérie définitivement d'un carcinome du sein, alors qu'elle était atteinte d'un néoplasme bénin ou d'une affection phlegmasique ; telle autre figurera, comme traitée avec succès durable, au nombre des hystérectomies pour cancer, quand le col utérin contenait seulement des noyaux d'induration chronique. C'est pour nous mettre désormais à l'abri de pareilles méprises, qui sont capables de fausser nos opinions, que nous réclamons énergiquement un examen histologique complet pour tous les cas destinés à servir de base aux documents scientifiques sur la curabilité des cancers et sur l'avenir des malades opérées. Et, par ce mot complet, nous entendons une étude méthodique de toutesles parties de la tumeur et des tissus qui l'entourent. Tous les histologistes qui font autorité insistent à bon droit sur la nécessité d'une semblable étude et sur l'insuffisance d'une seule coupe pratiquée au sein des néoplasmes pour en déterminer la nature.

cette dernière forme de carcinome soit encore assez mal connue ou tout au moins diversement comprise, notamment à l'étranger, si nous en croyons nos recherches bibliographiques. Voici un fait dû à Th. KOCHER (*Virchow's Arch.*, vol. LXXIII fasc. 3) et intitulé : Carcinome primitif des ganglions axillaires consécutif à une mammite chronique. Une femme, âgée de 40 ans, reçoit un coup sur le sein gauche. Au bout d'un certain temps, apparaissent les symptômes cliniques d'une mammite chronique. Au cours de celle-ci, les ganglions axillaires s'hypertrophient à tel point que leur ablation devient nécessaire. Les ganglions enlevés sont carcinomateux. Puis Kocher ampute la mamelle, « bien que, dit-il, la palpation n'eût révélé dans celle-ci aucun point cancéreux ». Cependant l'examen microscopique, dû à Langhans, démontre, dans une partie de la glande, l'existence d'infiltrations carcinomateuses diffuses et de vaisseaux lymphatiques gorgés d'éléments néoplasiques. Kocher n'en persiste pas moins à considérer le carcinome des ganglions comme primitif. A notre avis, son observation est susceptible d'une interprétation bien plus simple et plus rationnelle. Il s'agit d'un carcinome diffus de la mamelle, ou, si l'on veut, d'une mammite carcinomateuse primitive, ayant entraîné à sa suite l'infection des ganglions de l'aisselle. Un fait qui offre beaucoup d'analogie avec le précédent, a été publié par TREVES : Scirrhous growth in axilla. *Lancet*, 1881 II, p. 997.

On nous accusera sans doute d'accorder une trop large part au microscope dans le diagnostic des carcinomes mammaires. Ce serait, en vérité, bien mal interpréter notre pensée. L'histologie et la clinique doivent se prêter un mutuel secours, et la première ne saurait en aucune façon suppléer la seconde. A moins de n'être qu'opérateur, le chirurgien doit toujours établir un diagnostic raisonné, et, pour les tumeurs du sein en particulier, il arrivera en général à un degré de précision suffisant.

Nous nous dispenserons d'entrer dans de plus amples détails. Nous avons seulement voulu, dans les lignes précédentes, indiquer, d'une part la difficulté et l'incertitude du diagnostic dans certains cas spéciaux, d'autre part la circonspection qu'il faut apporter dans le choix des matériaux à l'aide desquels on veut approfondir la récidive des carcinomes du sein ou apprécier les progrès réalisés dans les modes d'intervention.

Pour cette étude, deux voies s'offraient à nous : l'une, plus courte et plus facile à parcourir, consistait à baser uniquement nos conclusions sur les faits que nous avions observés par nous-même ; l'autre, infiniment plus longue et plus périlleuse, nous conduisait à réunir des documents nombreux, en ayant recours à des matériaux d'emprunt. Nous nous sommes, sur le conseil de nos maîtres, engagé dans la seconde voie et nous avons essayé d'analyser rigoureusement les observations que nous devions parcourir. On nous accusera peut-être d'en avoir colligé un nombre trop considérable ; nous pourrons répondre avec M. Monod (1). « Les « chiffres jouent nécessairement un grand rôle dans cette discus« sion. Je n'ignore pas tous les reproches qu'on peut adresser à « ce mode d'argumentation ; je sais que la statistique conduit sou« vent à des résultats entachés d'erreur. Quelles que soient cepen« dant les imperfections de la méthode numérique, on s'accorde à « reconnaître qu'elle est capable, lorsqu'elle s'applique à des « chiffres considérables, de rendre de réels services. »

(1) *Loc. cit.*, p. 2.

Nous avons réuni un total de 777 observations. C'est là un chiffre respectable, et il n'eût point été difficile de le grossir. Nous eussions pu ajouter de nombreux cas empruntés à Paget (1), à Parker (2), à Gross (3), à Bryant (4), à Velpeau (5), à Broca (6); nous l'eussions fait, toutefois, soit en consultant de simples analyses ou des résumés toujours superficiels, soit en dérogeant aux principes que nous nous sommes imposé dans le choix de nos matériaux statistiques. Mais nous avons essayé d'écrire avant tout un travail basé sur des observations aussi précises que possible; nous avons lu dans l'original les publications françaises, anglaises, américaines, et surtout les mémoires allemands fort étendus qui ont paru dans ces dix dernières années. C'est dire que nous avons soumis ces publications et ces mémoires à une revue sévère; nous n'avons utilisé que les faits dans lesquels le diagnostic nous a semblé irréprochable, appuyé par un examen histologique complet, et ceux dans lesquels le mode d'intervention était indiqué avec précision.

Notre statistique, que nous nous proposons de publier prochainement en détail (7), se compose de 769 faits d'emprunt et de 12 observations personnelles.

(1) Paget. *Lectures on Tumours.* London, 1855.

(2) Parker. 397 *cases of breast cancer*. New-York and London. Putnam's sons, 1885.

(3) Gross (Samuel). *A practical treatise on tumours of the breast*. New-York. Appleton and C°, 1880.

(4) Bryant. *The diseases of the breast.* London, 1887. Cassell and C°.

(5) Velpeau. *Tr. des maladies du sein.* 2e édit., 1858.

(6) Broca. *Traité des tumeurs*, t. I.

(7) Le présent travail n'est qu'un fragment d'un mémoire que nous avons présenté au concours pour les prix de l'internat et qui est intitulé: Les Récidives et les Généralisations des carcinomes du sein ; des procédés opératoires qui sont applicables à ces tumeurs. Le temps nous a manqué pour publier immédiatement ce mémoire, qui contient intégralement nos pièces justificatives. C'est pour ne pas faire double emploi que nous indiquons uniquement ici les sources auxquelles nous avons puisé.

A. — OBSERVATIONS D'EMPRUNT

Elles sont extraites principalement des travaux suivants dont voici l'indication bibliographique :

Barton. — Secondary scirrhous carcinoma of the axillary glands. In *Philadelph. M. Times*, 1881-82, p. 256.

Benno Schmidt. — Die Geschwülste der Brustdrüse. Im Anschluss an eine Statistik von 150 Fällen aus der Klinik Czerny's. In *Beiträge zur klin. Chir.*, t. IV, 1er fasc. Tübingen, 1888.

Bœckel (Jules). — Communication à la Soc. de chirurgie de Paris, 1er mai 1889. *Bull. Soc. chir.*, 1889, p. 363.

Bowlby. — Cases illustrating clinical course and treatment of duct cancers or villous carcinoma of the breast. In. St *Bartholom. Hosp. Rep.*, 1888, XXIV, p. 263.

Brunon. — Généralisation du cancer dans le système osseux, survenant à la suite d'un cancer du sein opéré, avec récidive un an après. In *Bull. Soc. anat.*, juin 1883, p. 282.

Bryant. — Recurrent carcinoma after excision of breast ; operation ; relieved. *Lancet*, 1880, t. I, p. 287.

Bull. — Recurrence after long removal of scirrhus of the breast. *Brit. Med. Jour.*, 23 mai 1886, p. 974.

Buttle. — Duct cancer of breast. *Transact of Pathol. Soc.*, 1888, t. XXXIX, p. 322.

Camail. — *Traitement opératoire du carcinome du sein.* Thèse de Montpellier, 1886-87, no 21.

Coupland. — Carcinome des seins et des ovaires chez une femme de 24 ans. *Lancet*, 8 janvier 1876, p. 54.

Croft. — A series of cases of mammary cancer. *Med. Times and Gaz.*, 1881, t. II, p. 66, 91, 116.

Deaderick. — The value of repeated operation in mammary carcinoma, *New-York Med. Rec.*, t. XXX, 1886, p. 345.

Eder. — Carcinoma mammae. Zehn Fälle. *Wien. aertzl. Berichte*, 1885, p. 21-36.

Eichel. — *Ueber die in der von Bergmann's Klinik zu Berlin von Herbst 1882 bis Mai 1887, operirten primäre Fälle von Brustkrebs* Diss. Inaug. Berlin, 1887-1888.

Estlander. — Etude clinique sur les tumeurs malignes du sein chez la femme. Traduit du suédois par le Dr Thomas. In *Rev. mens. de Méd. et de chir.*, 1880, p. 585 et 773.

Feilchenfeld. — Erysipelimpfung bei inoperabelem Mamma-carcinom mit letalem Ausgang. *Arch. f. klin. Chir.*, 1888, p. 834.

Fink. — Beitrag zu den Erfahrungen ueber die operative Behandlung des Mammacarcinoms, in : *Zeitsch f. Heilkunde*, 1888, t. IX, p. 453.

Gouley. — On Tumors. *New-York Med. Jour.*, 1888, IV, p. 680.

Gross. — A clinical study of cancer of the breast and its treatment. *Americ. Jour. of Med. Sciences*, 1888, mars et avril, p. 220 et 341.

Gross. — Extensive carcinosis of the osseous system and liver, consecutive to scirrhus of the mamma. In *Philadel. Med. Times*, 1879-80, X, p. 358.

Harrison. — Two cases where both breasts were removed for carcinoma. Remarks. *Lancet*, 1882, t. II, p. 1031.

Heath (Christopher). — Three cases of removal of the breast. *Med Times and Gaz.* 1er octobre 1881, p. 414.

Heidenhain (Lothar). — Ueber die Ursachen der localen Krebsrecidive nach Amputatio mammæ. *Arch. f. kl. Chir.*, 1889, t. XXXIX, p. 97.

Heurtaux. — Art. Tumeurs du *Nouveau Dict. de Méd. et de Chir. pratiques*, t. XXXVI.

Henry. — *Statistische Mittheilungen ueber den Brustkrebs. Nach Beobachtungen aus der Breslauer chirurgischen Klinik.* Diss. Inaug. Breslau, 1879.

Hildebrand. — Beitrag zur Statistik des Mammacarcinoms der Frau. *Deutsche Zeitsch. f. Chir.*, 1887, t. XXIV, p. 337.

Hird. — Recurrent scirrhus of the breast, removal and subsequent abscess at seat of operation ; septicæmia, death. *Med. Times and Gaz.*, 1879, t. I, p. 204.

Holst (Axel). — Ein Fall von Carcinoma mammae (recidiv), mittelst Erysipel impfungen behandelt. *Centralbl. f. Bakteriol. u. Parasitenk*, 1888, III, p. 393.

Janicke. — Inoperabeles Carcinom der Brustdrüse. *Centralbl. f. Chir.*, 1884, n° 25.

Kaeser. — *Etude clinique sur le cancer du sein.* Thèse de Bâle, 1880.

Kilgariff. — Recurrent mammary carcinoma. *Dublin J. of M. Sc.* March 1881, p. 266.

Klinke. — *Metastase eines Scirrhus mammae im Gehirn.* Diss. Inaug. Würzburg, 1886.

Köhler et **Zwicke.** — Plusieurs cas de carcinome du sein. In *Charité-Annalen*, 1882, p. 516 ; 1884, p. 398 ; 1885, p. 414 ; 1886, p. 476 ; 1888, p. 533.

Küster. — Zur Behandlung des Brustkrebses. In *Verhandlungen der deutschen Gesellschaft f. Chir.*, 1883, t. XII, p. 83 et 288, et *Arch. f. Kl. Chir.* T. XXIX p. 723.

Lebovicz. — Tumeur du sein ; ablation et récidive ; examen de la tumeur et remarques par Hénocque. In *Gaz. hebdomad.* 1883, p. 180.

Lund. — Récidive d'un cancer du sein dans les méninges. *Norsk. Mag. f. Lagevidensk.* 1880. 3 R. X. (Analysé dans : *Schmidt's Jahrb.*, t. 193, p. 138.

Macleod. — Case of cancer of the mamma, with recurrence of a large fungating mass in the cicatrix a few months after removal of the primary tumor., In *Glasgow Med. Jour.*, 1884, t. XXII, p. 456.

Macnamara. — Abstracts of clinical lecture on carcin. of the breast, which require an operation. *Brit. M. J.*, 1888, t. I, p. 1046 et 1101.

Meyer. — Ein Beitrag zur Lehre von der Heilbarkeit der Krebskrankheit. *Deutsche Zeitsch. f. Chir.*, 1888, t. XXVIII, p. 169.

Morris. — Middlesex Hosp. Rep. *Medico-Chir. Transactions*, LXIII, p. 37., 1880.

Newman. — Mammary cancer ; excision ; recurrence of growth in cicatrix ; successful treatment by electrolysis. *New-York Med. Rec.*, 1881, t. XX, p. 706-709.

Oldekop. — Statistische Zusammenstellung der in der Klinik des Herrn Prof. Dr Esmarch zu Kiel in den Jahren von 1850-1878 beobachteten Fälle von Mamma-Carcinom. *Arch. f. klin. Chir.*, 1879, t. XXIV, p. 536 et 691.

Owen. — Abstract of a clinical lecture on cancer of the breast. *Brit. M. J.*, 1886, t. I, p. 1013.

Péan. — *Leçons de clinique chirurgicale*, 1876-81, passim.

Picqué. — Cancer opéré du sein. Généralisation. In *Gaz. médic. de Paris*, 18 juillet 1885.

Plicque. — *Etude sur les guérisons durables obtenues par l'intervention chirurgicale dans les récidives de tumeurs malignes.* Thèse de Paris, 1888, n° 5.

Poland. — Lymphatic infiltration of the skin in carcinoma of the breast. *Lancet*, 1885, II, p. 338.

Rotter. — Bericht ueber die in der von Bergmann's Klinik zu Berlin von Herbst 1882 bis Mai 1887, operat. primäre Falle von Brustkrebs. *Münchener med. Wochensch.*, t. XXXIV, n°s 49 et 50.

Schmid (Hans). — Zur Statistik der Mamma-Carcinome und deren Heilung. *Deutsche Zeitsch. f. Chir.*, t. XXVI, p. 139.

Seidler. — *Ueber Carcinoma mammae.* Diss. inaug. Greifswald, 1888.

Sprengel. — Mittheilungen ueber die in den Jahren 1874 bis 1878 auf der Volkmann'schen Klinik operativ behandelten 131 Fälle von Brustcarcinom. *Arch. f. klin. Chir.*, 1882, t. XXVII, p. 805.

Valude. — *Du Traitement chirurgical des néoplasmes mammaires.* Thèse de Paris, 1885.

Verneuil. — Des tumeurs mixtes de la mamelle à la fois bénignes et malignes avec engorgement ganglionnaire, et de leur pronostic. In *Gaz. des hôpit.*, 1882, n° 85.

Volkmann. — *Beiträge zur Chirurgie.* Leipzig, 1875, p. 324 et seq.

Wight. — Primary union of the axilla after exsection of its contents, illustrated by three cases. *Med. and Surg. Reporter.* Philad., 1888, t. 58, p. 198.

Winiwarter. — *Beiträge zur Statistik der Carcinome mit besonderer Rücksicht auf die dauernde Heilbarkeit durch operative Behandlung*. Stuttgart, 1878.

B. — OBSERVATIONS PERSONNELLES

Il peut paraître puéril de publier en détail des observations aussi vulgaires que celles qui suivent. Nous le faisons cependant, parce qu'elles peuvent servir à étudier des points encore mal connus (étiologie, hérédité, traumatisme, adhérences cutanées et muscuaires), et parce que quelques-unes d'entre elles sont suivies d'examens histologiques complets, dont l'un est dû à M. Darier, tous es autres à notre excellent ami Toupet, que nous remercions bien sincèrement de son extrême obligeance.

Nos observations sont, toutefois, de valeur fort inégale. Les unes sont de simples notes (1) que nous avons recueillies à la consultation de l'Hôtel-Dieu et de St-Louis, les autres ont été prises dans les services de nos excellents maîtres MM. Tillaux et Le Dentu.

Obs. I. — *Carcinome circonscrit du sein, avec ganglions axillaires. — Amputation totale avec ablation des ganglions malades. — Récidive dans la cicatrice apparue onze mois après l'opération. — Ablation. — 31 mois après, récidive dans la cicatrice et dans l'aisselle. — Généralisation probable. — Pas d'intervention.*

Mlle Lowsijoseff, 42 ans, cuisinière, célibataire ; demeurant rue de Bruxelles, 35. Antécédents inconnus. Pas d'enfants. Fin 1883, sans cause appréciable, dans le sein droit douleurs intermittentes, irradiées vers l'aisselle ; puis apparition d'un noyau carcinomateux occupant la partie supéro-externe du sein, avec quelques ganglions axillaires. Opérée par M. Bouilly en septembre 1884. En août 1885, récidive dans la cicatrice qui est enlevée par M. Tillaux en décembre 1885. Nous voyons la malade en septembre 1888. Longue cicatrice qui, du sommet de l'aisselle, descend obliquement en bas et en dedans pour s'arrêter seulement à deux travers de doigt en dehors de la ligne médiane.

(1) Il va sans dire que nous ne les avons pas utilisées pour dresser notre statistique.

Cette cicatrice paraît souple ; elle est linéaire dans sa partie externe ; mais, en dedans, elle est croisée par une seconde cicatrice longue de 8 centim. et résultant de la 2e opération. La cicatrice axillaire n'est pas adhérente aux parties profondes ; les mouvements du bras ne sont pas gênés ; il n'y a pas d'œdème du membre supérieur. L'humérus droit n'est pas sensible à la pression. La malade vient consulter pour une récidive apparue le mois dernier. A l'union du tiers interne et des deux tiers externes de la cicatrice primitive, petit noyau très dur, allongé dans le sens transversal et fort douloureux à la pression. Ce noyau fait corps avec la cicatrice et le grand pectoral ; il suffit, pour s'assurer de cette dernière adhérence, de faire contracter le muscle. Au-dessous de ce noyau, en existent deux autres, du volume d'un pois, manifestement mobiles sous la peau et sur les plans profonds de la paroi thoracique. Au sommet de l'aisselle, ganglion non adhérent, de la grosseur d'une amande. Rien dans les creux sus et sous-claviculaires ; rien dans l'aisselle et le sein du côté opposé. État général assez satisfaisant ; mais la malade se plaint de douleurs vagues dans l'intérieur du thorax ; ces douleurs affectent parfois la forme névralgique ; un peu de faiblesse dans les membres inférieurs. Généralisation rachidienne probable. M. Tillaux refuse d'opérer. La malade est revue le 6 novembre 1888 ; un nouveau noyau adhérent à la profondeur s'est montré à la partie interne de la cicatrice. Amaigrissement ; point douloureux au niveau des apophyses épineuses des 7e et 8e vertèbres dorsales. Matité hépatique paraît normale.

Obs. II. — *Carcinome du sein gauche avec ganglions axillaires. — Amputation totale et curage de l'aisselle. — Un an après, récidive inopérable dans les ganglions sus-claviculaires.*

Jacob, Apollinie, 47 ans, entrée le 1er octobre 1889 à l'hôpital St-Louis, service de M. Le Dentu, salle Gosselin, n° 14. Père mort d'accident, mère de vieillesse ; a allaité deux enfants ; un abcès du sein droit. Bonne santé jusqu'à 45 ans. Il y a deux ans, à la suite d'un coup contre un meuble, apparaît immédiatement au-dessus du mamelon une induration grosse, dit la malade, comme un pruneau. Accroissement rapide. Opérée par M. Reclus à l'Hôtel-Dieu, le 8 novembre 1887. Pendant un an, bonne santé, pas de douleurs, pas de tuméfaction locale ; il existait seulement un léger œdème de la main. Mais depuis l'intervention, la malade n'a jamais pu se servir convenablement de son bras ; l'abduction ne dépassait pas l'horizontale. Il y a 8 mois que le bras est devenu fort enflé et très douloureux. Actuellement, le membre supérieur tout entier est le siège d'un œdème énorme, tel que les mouvements volontaires sont totalement abolis et que, pour le changer de place, la malade est obligée de le saisir avec la main droite. Cicatrice paraît libre, non adhérente. Il est impossible d'explorer l'aisselle, qui est envahie, ainsi que le moignon de l'épaule, par un gonflement œdémateux. La fosse sus-claviculaire est comblée par un volumineux amas ganglionnaire, immobile sur les parties profondes. Etat général assez bon ; pas de signe cliniquement appréciable de généralisation.

Obs. III. — *Carcinome diffus du sein gauche sans ganglions. Amputation totale du sein. — 2 mois après, récidive dans la cicatrice. — Histologiqnement : épithéliome développé aux dépens des glandes sébacées.*

Castaigne, Marie, 47 ans, couchée salle Sainte-Marthe, nº 20 *bis*, est opérée à l'Hôtel-Dieu par M. Tillaux le 6 décembre 1888. Femme profondément alcoolique, sans antécédents héréditaires ; jamais d'enfants. En regardant les seins, on n'aperçoit rien d'anormal ; ils ont tout deux le même volume. Mamelles pendantes, très développées. En soulevant le sein gauche, on voit, au fond du sillon pectoro-mammaire, une ulcération allongée, linéaire, saignante, exhalant un ichor très fétide. Au-dessous de cette ulcération, noyau très dur, qui se prolonge profondément dans la mamelle, sans qu'on puisse lui assigner de limites précises. Pas de ganglions. Pas de signes de généralisation. L'affection aurait débuté superficiellement, dans la peau, sous forme de noyaux multiples en mars 1888, et l'ulcération s'est produite en août 1888.

En présence de ce carcinome diffus, non adhérent au muscle pectoral, même sans retentissement ganglionnaire, notre maître refuse d'intervenir. Il nous fait observer que ces formes récidivent toujours et à brève échéance, quoi qu'on fasse. Dans le cas particulier, l'alcoolisme constitue une autre contre-indication. Cependant, sur les vives instances de la malade, on pratique l'amputation totale du sein sans ouverture de l'aisselle. Exeat le 16 janvier 1889.

Examen histologique, par M. Toupet. — Le tissu fondamental de la tumeur est variable suivant les régions ; par endroits, c'est un tissu fibreux adulte, creusé de loges assez rares ; dans d'autres parties, c'est un tissu conjonctif lâche, formant des mailles allongées, remplies d'éléments épithéliaux. Dans toute la coupe, on aperçoit des amas de fibres élastiques dont il est assez facile de reconnaître la provenance. En effet, on voit des anneaux élastiques autour de deux vaisseaux voisins. Dans d'autres endroits, l'anneau est devenu presque un disque, au milieu duquel on aperçoit à peine les orifices vasculaires. Assez fréquemment, on trouve l'orifice vasculaire rempli par des cellules épithéliales d'un stade encore plus avancé ; les cellules épithéliales rompent la paroi vasculaire et s'infiltrent dans la zone élastique qu'elle dissocie et qui prend alors un aspect carcinomateux. Quand on examine avec un fort grossissement, on voit que les cellules épithéliales contenues dans les loges conjonctives sont des cellules pavimenteuses, dont quelques-unes ont un protoplasme un peu hyalin qui fait croire que la tumeur s'est développée probablement aux dépens des glandes sébacées et non aux dépens des acini de la glande mammaire. — Le hasard nous a fait revoir la femme qui est le sujet de l'observation précédente. Elle est revenue consulter à St-Louis le 11 avril 1889. En l'examinant, nous constatons l'existence d'une volumineuse récidive sur place. Celle-ci se présente avec des caractères tout particuliers. A l'extrémité interne de la longue cicatrice, se trouve un noyau situé en plein milieu de celle-ci et adhérant à la fois au plan sous-jacent et à la peau. Celle-ci est ulcérée par places. A la partie externe, ce n'est point la ligne de suture, mais les régions situées au dessus et au-dessous d'elle qui sont envahies. Celles-ci, sur une surface large comme la paume de la main, sont le siège d'une infiltration, diffuse, remontant en haut jusqu'à la clavicule, descendant en bas jusqu'au rebord cartilagineux de la poitrine et occupant même une certaine étendue de la paroi latérale du thorax. Au niveau de cette infiltration, la peau est épaissie, conserve l'empreinte du doigt et renferme çà et là des nodules très durs, irrégulièrement disséminés. Ces nodules ne siègent en aucun point sur la cicatrice elle-même qui traverse toute la plaque infiltrée sous forme d'une ligne d'aspect luisant et de couleur blanche.

L'aisselle est libre ; rien dans les creux sus et sous-claviculaires ; aucun point suspect dans le sein opposé. Au dire de la malade, le noyau que nous avons signalé à la partie interne de la cicatrice est apparu au mois de février, c'est-à-dire deux mois après l'opération. Quant à l'infiltration, elle daterait de six jours seulement et s'accompagne de vives douleurs et de démangeaisons.

Obs. IV. — *Carcinome du sein droit, sans ganglions. — Amputation totale du sein. — 6 mois après, récidive dans la cicatrice et dans l'aisselle. — Histologiquement: carcinome encéphaloïde.*

Hamelin Julie, 28 ans, marchande des quatre saisons, entrée salle St-Marthe, n° 18, service de M. Tillaux, le 27 mai 1888. Mère morte d'un cancer de l'utérus à l'âge de 50 ans. Père mort asthmatique à 60 ans. Pas d'enfants ; pas mariée. Il y a 7 mois, a reçu sur le sein droit un coup et éprouva durant une demi-heure une douleur très vive. Au point frappé, c'est-à-dire à deux doigts en dehors du mamelon, apparut une grosseur qui disparut au bout de 15 jours

Au mois de mars dernier, elle éprouva des souffrances plus vives et, bientôt après, elle remarqua une petite tumeur à la partie externe du sein droit, exactement au point où avait siégé la première grosseur. Les douleurs disparurent au bout de peu de jours, mais le noyau persista. Actuellement, celui-ci offre le volume d'une noix, il paraît bien limité, comme encapsulé, est uniformément dur, mobile sur le pectoral, et nous semble non adhérent à la peau. Pas de ganglions dans l'aisselle. Cette malade fut examinée par un grand nombre de chirurgiens, dont la plupart penchèrent vers un fibrome ou un adénosarcome.

Cette opinion était également celle de notre collègue Demars et la nôtre. Toutefois, en saisissant doucement la tumeur entre deux doigts, en essayant de plisser la peau qui la recouvrait, et en examinant comparativement le côté opposé, M. Tillaux nous fit voir que l'adhérence des téguments, que nous avions laissé passer inaperçue, existait cependant, mais très peu prononcée et limitée à un point. Aussi, se basant sur ce seul signe (1), notre maître conclut résolument en faveur d'un carcinome, et l'amputation totale du sein fut pratiquée le 8 juin 1888. L'incision fut prolongée jusqu'à l'aisselle, mais celle-ci ne renfermait aucun ganglion appréciable au doigt. Réunion par première intention.

Examen histologique, par M. Darier. (Lettre de M. Darier à M. Tillaux, en date du 10 juillet 1888.) « C'est un carcinome. La masse principale de la tumeur présente des alvéoles remplis de cellules épithéliales, séparées par des mailles de tissu fibreux assez larges, offrant par places quelques traces d'inflammation. Dans le voisinage de la tumeur principale, se trouvent de petits nodules de même aspect, et dans le tissu en apparence sain il envoie aussi de petits grains durs. Ces néoplasmes plus petits ont la structure du carcinome encéphaloïde : grosses masses épithéliales séparées par des travées conjonctives très déliées. »

La malade est revue en janvier 1889 : apparition de deux noyaux durs au-dessous de la ligne de cicatrice. Ces noyaux ont le volume d'un gros pois, et font corps avec la peau, mais sont mobiles sur le pectoral. Dans l'aisselle, on sent nettement trois ganglions offrant les dimensions d'une noix. Les autres ganglions et les viscères paraissent sains. État général bon.

(1) L'adhérence de la peau, qu'il ne faut confondre avec l'adhérence normale du mamelon, est un signe clinique de premier ordre, regardé même par beaucoup d'auteurs comme pathognomonique. Sans nous avancer aussi loin, nous pensons que cette fusion précoce des téguments avec le néoplasme a une grande valeur dans le diagnostic du carcinome à sa période initiale. Dans des faits que nous avons observés, ce signe existait, alors que la malade ne s'était aperçue de sa tumeur que depuis trois semaines, un mois, sept mois. Dans les trois cas auxquels nous faisons allusion, les ganglions axillaires n'étaient point encore appréciables à la palpation. Il nous semble que, contrairement à l'opinion d'un certain nombre d'auteurs allemands, la peau est presque toujours prise la première et que son envahissement ne marche nullement de pair avec l'infection ganglionnaire. En France, Gosselin, MM. Verneuil (*Gaz. des hôpit.*, 1882, n° 85), Tillaux, ont beaucoup insisté sur la rapidité de cette adhérence cutanée. Dans plusieurs observations allemandes, il est dit, au contraire, que des carcinomes dont le début remontait à 10 ou 12 mois, étaient parfaitement mobiles sur la peau et sur les plans sous-jacents Cette contradiction peut, à notre avis, s'expliquer jusqu'à un certain point. Il faut, en effet, savoir rechercher cette adhérence qui, très souvent à la période initiale du carcinome (la seule que nous ayons en vue), est limitée à un point, à une surface linéaire. Dans ces conditions, elle passera facilement inaperçue.

Obs. V. — *Carcinome du sein gauche.* — *Amputation partielle sans ablation de ganglions.* — *Au bout de* 16 *mois, récidive dans la cicatrice.* — *Amputation totale du sein.* — *Histologiquement : épithélioma pavimenteux tubulé.*

Juif, Rose, 54 ans, mariée. Entrée le 14 février 1888, salle Sainte-Marthe, n° 3, service de M. Tillaux.

Pas d'antécédents. Pas d'accidents inflammatoires du côté des mamelles. A allaité un enfant.

En 1885, elle reçoit un coup sur le sein gauche ; à la partie supérieure de celui-ci paraît, au bout de quelques semaines, une grosseur qui acquit rapidement le volume d'une noix et qui fut extirpée par M. Bouilly à l'Hôtel-Dieu, en septembre 1885. Le mal récidive 16 mois après l'intervention. La cicatrice elle-même est occupée par 2 noyaux isolés, qui, après s'être réunis, ont donné naissance à une ulcération, située à la partie supéro-interne du sein, très près du sternum, à 2 travers de doigt au-dessous de la clavicule et à une grande distance du mamelon.

Cette ulcération a une forme très irrégulière, découpée en jeu de patience, avec un rétrécissement à la partie moyenne, vestige du point de séparation des 2 ulcérations primitives ; son grand axe est oblique en bas et en dehors et a une longueur de 7 cent. Bords violacés, taillés à pic ; fond rouge et granuleux. La perte de substance n'est pas douloureuse spontanément ; mais, lorsqu'on la touche, on provoque de vives douleurs. A la palpation on sent, au-dessous de l'ulcération et la débordant de toutes parts, une masse uniformément indurée, adhérente au grand pectoral. Le reste du sein gauche et le sein droit ont une consistance et une apparence normales. Pas de ganglions dans les creux axillaires, dans les régions sus et sous-claviculaires. État général excellent.

Ablation totale du sein seul le 19 février 1888. Exeat le 5 mars. N'a pas été revue.

Examen histologique de la tumeur récidivée, par M. Toupet. A un faible grossissement, il est facile de constater que cette tumeur est un épithélioma pavimenteux tubulé. Ici le tissu conjonctif est peu abondant ; il est représenté par des travées très minces circonscrivant des loges arrondies ou allongées, larges et remplies de cellules parfaitement colorées. Là, on reconnaît encore vaguement l'aspect des acini glandulaires ; mais chaque acinus, au lieu d'être formé par une paroi tapissée d'une seule couche épithéliale, est remplacé par un espace arrondi, complètement rempli par des cellules pressées les unes contre les autres. Parfois il existe encore une lumière centrale là où le processus est plus avancé.

Au lieu de simples cavités arrondies, encore isolées, on a des boyaux allongés ou anastomosés. Les vaisseaux ne paraissent pas envahis, le tissu élastique de la tunique externe ne présente pas cette prolifération considérable que l'on voit dans certaines variétés de carcinome.

Obs. VI. — *Amputation totale du sein avec extirpation de ganglions. — Après 6 mois, récidive dans la cicatrice. — Ablation. — 2e récidive dans la cicatrice après 13 mois. — Histologiquement : carcinome squirrheux. — 3e récidive dans la cicatrice et dans l'aisselle au bout d'un an* (1).

Larker Marie, âgée de 46 ans, institutrice, entrée le 3 novembre 1888, salle Sainte-Marthe, n° 14 bis, service de M. Tillaux.

Mère morte d'un cancer de l'utérus à l'âge de 60 ans. Pas d'autres antécédents.

En janvier 1887, l'amputation totale du sein avec ganglions axillaires a été pratiquée pour une tumeur du sein droit occupant la partie inféro-externe de la région mammaire. Il y avait deux ganglions dans l'aisselle.

En juillet 1887, récidive sous forme de plusieurs noyaux au-dessus de la moitié externe de la cicatrice ; ablation par M. Tillaux au mois d'août. Bien portante jusqu'en septembre 1888. Alors se montrèrent au-dessous de la cicatrice résultant de la première opération quatre noyaux indurés. Ceux-ci ont augmenté rapidement de volume, au point d'offrir actuellement les dimensions d'une noix ; ils sont placés tous les quatre à l'extrémité interne de la cicatrice, sur la bande de tissu qui limite celle-ci inférieurement; l'un deux plonge dans l'aisselle. Ils adhèrent profondément au grand pectoral et font corps avec la peau. Rien dans l'autre sein et dans les régions claviculaires. Ablation des noyaux le 28 novembre 1888.

Examen histologique par M. Toupet. — Sur les coupes de ces nodosités (*récidives*) on ne retrouve plus aucune trace de la glande mammaire, bien qu'en certains points, la coupe contienne du tégument cutané. Les papilles sont très développées.

Au niveau des glandes sébacées, on trouve une vaste encoche remplie d'une matière jaunâtre ; mais, malgré le développement considérable des papilles, il est bien évident que la tumeur ne provient pas du corps muqueux de Malpighi. Elle est constituée par des loges allongées, très étroites, remplies d'éléments fortement colorés, qui n'ont pas absolument les caractères des éléments

(1) Nous avons retrouvé cette malade à l'Hôtel-Dieu en février 1890. Elle était revenue pour une récidive apparue en novembre 1889. Cette récidive enlevée par M. Tillaux le 11 janvier 1890, se présentait sous forme de 3 noyaux distribués dans la bande cicatricielle inférieure. Il existait aussi une volumineuse récidive ganglionnaire, pour l'ablation de laquelle on a dû réséquer la veine axillaire.

épithéliaux. Ils sont beaucoup plus petits et se rapprochent des éléments embryonnaires ; mais leur situation dans ces loges circonscrites par du tissu fibreux adulte ne laisse aucun doute sur la nature carcinomateuse de la tumeur. Cette absence de toute trace de glandes, ces longues travées ressemblant à des éléments embryonnaires permettent d'affirmer qu'il s'agit là d'une tumeur ayant envahi les zones en dehors de la glande mammaire. Peu de fibres élastiques ; pas de gros vaisseaux dans les coupes.

Obs. VII. — *Amputation totale du sein ; sans ablation de ganglions. — Après 6 mois, récidive locale dans la cicatrice. — Histologiquement (examen des 2 tumeurs) : carcinome squirrheux.*

Mlle Barbarin, couturière, âgée de 41 ans, entrée le 4 mars 1888, salle Sainte-Marthe, n° 2, service de M. Tillaux.

Père mort d'un cancer stomacal ; mère morte d'une affection cardiaque. Un frère mort en bas âge ; une sœur bien portante. Pas d'enfant ; très bien réglée. Jamais de douleurs mammaires.

Il y a 7 mois, elle reçut sur le sein gauche un coup de genou d'enfant, et, deux mois plus tard, remarqua une tumeur occupant la région sus-mamillaire. Le néoplasme offre actuellement le volume d'un œuf de pigeon, adhère à la peau et au grand pectoral. Rien dans l'aisselle.

Le 7 mars, amputation totale du sein sans ouverture de l'aisselle. Réunion par première intention. Drainage.

Revient le 15 septembre 1888 avec un gros noyau de récidive à la partie moyenne de la cicatrice et dans son épaisseur. Ce noyau n'adhère pas au grand pectoral. Rien dans l'aisselle. Pas de signes de généralisation. Ablation du noyau. N'a pas été revue.

Examen histologique par M. Toupet. — 1° *Tumeur primitive.* — La trame de cette tumeur est formée par un tissu conjonctif adulte assez abondant, creusé de petites loges irrégulières, carcinomateuses. On trouve des zones élastiques infiltrées également, comme les aréoles du tissu fibreux, par les cellules du carcinome. Les gros vaisseaux et les canaux galactophores sont enveloppés par une tunique élastique épaisse, provenant d'un processus de dégénérescence spéciale signalée plus haut (p. 23). Ce carcinome est développé aux dépens de la glande mammaire.

2° *Tumeur de récidive.* — Le tissu de soutènement est fibreux, creusé toutefois de quelques loges très minces, allongées, très rapprochées les unes des autres. Nulle part, on ne trouve l'apparence de culs-de-sac glandulaires anciens ni de gros lobules carcinomateux que l'on rencontre dans la glande mammaire au début de sa transformation. Le processus se passe ici dans le tissu conjonctif et la tumeur offre, au point de vue histologique, l'aspect que l'on trouve ordinairement dans les récidives. Les vaisseaux présentent la dégénérescence élastique.

Obs. VIII. — *Amputation partielle du sein sans extirpation de ganglions. — Récidive dans le sein opéré et dans l'aisselle après 8 mois. Ablation totale du sein avec énucléation des ganglions. — Histologiquement : épithéliome pavimenteux tubulé.*

X..., opérée en ville par M. Tillaux le 20 octobre 1888. Pas de renseignements cliniques. Elle a subi l'amputation partielle du sein droit en juin 1887 ; pas d'ablation de ganglions axillaires. Récidive dans le sein opéré au bout de 8 mois, avec deux ganglions appréciables dans l'aisselle. Amputation totale du sein avec ablation des ganglions axillaires par énucléation.

Nous n'eussions pas reproduit cette note si incomplète, si l'*Examen histologique* n'eût démontré qu'il s'agissait non d'un carcinome, mais d'un épithélioma. Voici la note que notre excellent ami Toupet nous a remise : « Tumeur formée par des lobes arrondis, délimités par des zones fibreuses assez larges, lesquelles portent des cloisons très fines circonscrivant des espaces remplis de grosses cellules pavimenteuses. Les boyaux sont les uns allongés, les autres arrondis. En somme on a l'aspect d'un épithéliome pavimenteux tubulé. Pas de fibres élastiques autour des vaisseaux et des canaux galactophores. Cet épithélioma est développé aux dépens des acini de la glande mammaire ».

Obs. IX. — *Extirpation d'un carcinome mammaire et de ganglions axillaires. — Après un mois, récidive dans le sein opéré. — Amputation totale. — Histologiquement : carcinome encéphaloïde.*

Bigulia, 50 ans, couturière, a été opérée par M. Tillaux le 28 février 1887. à l'Hôtel-Dieu, pour une hernie crurale étranglée. Elle est sortie guérie en mars.

Elle revient actuellement pour une tumeur du sein gauche, qui est un carcinome circonscrit avec plusieurs ganglions dans l'aisselle.

Celui-ci a débuté, il y a 5 mois, par un nodule fort douloureux au toucher. M. Tillaux conseille l'ablation du néoplasme situé à la partie externe du sein. La malade refuse, part à la campagne ; mais, comme la tumeur grossit rapidement, elle se fait opérer au dehors. C'est l'ablation de la tumeur seule avec extirpation des ganglions qui a été pratiquée.

Guérison en quelques jours. La cicatrice est souple, linéaire, presque invisible. Mais au-dessus et en dedans de celle-ci, on remarque une tumeur bien limitée, du volume d'une mandarine, non adhérente au grand pectoral, mais fusionnée avec la peau. Cette tumeur a commencé à paraître un mois environ après la première opération ; elle occasionnait d'abord d'assez vives souffrances, qui ont diminué à mesure qu'elle augmentait de volume. Rien dans l'aisselle et dans le sein du côté opposé. Bon état général.

Le 24 mai 1888, amputation totale du sein avec ouverture exploratrice de l'aisselle. Drainage. Réunion par première intention. N'a pas été revue.

Examen histologique de la tumeur de récidive, par M. Toupet. Les coupes présentent à un faible grossissement une trame fibreuse, mince, formant des loges allongées, étroites, remplies d'éléments épithéliaux. Le tissu conjonctif est peu abondant. On ne rencontre de zone élastique ni autour des vaisseaux ni autour des canaux galactophores. En somme, il s'agit d'un carcinome avec prédominance des cellules carcinomateuses sur le tissu conjonctif.

OBS. X. — *Amputation totale du sein avec énucléation des ganglions axillaires. — Après 2 mois, récidive, probable dans la cicatrice, certaine dans les ganglions sus-claviculaires. — Carcinome hépatique. — Histologiquement : épithéliome tubulé (atypique).*

Ménochel, Marie, âgée de 53 ans, entre salle Ste-Marthe, n° 7, service de M. Tillaux, le 27 septembre 1888. Rien à relever dans les antécédents héréditaires. Antécédents personnels bons. N'est plus réglée depuis deux ans. Pas d'enfants.

C'est en mars 1888 que la malade a remarqué par hasard qu'elle portait dans le sein droit une petite tumeur. Celle-ci ne provoquait aucune douleur et n'augmentait que fort lentement de volume. C'est seulement sur le conseil de son médecin que la malade vient consulter.

État actuel. — Les deux seins sont bien développés et leur volume est sensiblement le même. A la vue, on ne reconnaît aucune tumeur ; ce n'est qu'en touchant la partie supéro-interne du sein qu'on sent aussitôt une induration ; et en saisissant la mamelle, en la pressant d'avant en arrière sur la paroi thoracique, on constate la présence d'une tumeur bien limitée, du volume d'un citron, immobile sur les parties sous-jacentes, adhérente à la peau ; aucun écoulement par le mamelon qui est fortement rétracté. Dans l'aisselle correspondante, on reconnaît plusieurs ganglions mobiles et indurés. L'état général est bon ; pas de signes de généralisation.

Amputation totale du sein avec énucléation des ganglions malades, le 4 octobre 1888. Réunion complète, sauf sur la partie moyenne où la perte de substance est trop étendue. Guérison et exeat le 3 novembre 1888.

La malade revient dans les derniers jours de janvier 1889. Il existe un petit point induré, suspect, à l'angle interne de la cicatrice, et la malade se plaint de douleurs dans l'aisselle. Nous ne trouvons cependant pas de ganglions tuméfiés dans cette région, mais il en existe 2 assez mobiles dans le creux sus-claviculaire. Depuis quelques jours, toux sèche, quinteuse et douleurs vagues dans la poitrine. La matité hépatique déborde les fausses côtes de deux travers de doigt et on sent nettement une nodosité carcinomateuse dans l'épigastre. L'humérus du côté droit n'est pas douloureux à la pression. M. Tillaux n'intervient pas, prescrit des pommades à l'extrait de ciguë et à l'extrait de belladone.

Examen histologique, par M. Toupet. — Une coupe portant sur une portion de la tumeur immédiatement au-dessous de la peau, présente un derme et un épiderme à peu près intacts. Immédiatement au-dessous du derme, le tissu conjonctif est disposé en travées minces, allongées, circonscrivant des mailles étroites, remplies de cellules épithéliomateuses ; plus profondément, on voit de larges travées, limitant des zones arrondies paraissant correspondre à des lobules glandulaires devenus carcinomateux. Les grosses travées dont nous avons parlé tout à l'heure présentent elles-mêmes quelques petites loges, remplies de cellules épithéliales.

Dans la zone profonde, au contact du muscle, les fibres musculaires ont disparu, la gaine de chaque fibre semble conservée et s'être remplie d'éléments épithéliaux. On peut suivre facilement la transformation à la limite du muscle envahi et du muscle sain. Il s'agit ici d'un épithélioma tubulé de la glande mammaire, épithéliome devenu carcinomateux et paraissant avoir une marche très envahissante. La même forme histologique se retrouve dans les ganglions ; toutefois, quelques-uns de ceux-ci semblent seulement, quoiqu'hypertrophiés, avoir subi la dégénérescence graisseuse.

Obs. XI. — *Carcinome du sein gauche avec ganglions axillaires. — Amputation totale avec énucléation des ganglions malades. — Au bout d'un mois, récidive ganglionnaire dans l'aisselle gauche. — Histologiquement : carcinome fibreux.*

Femme Foulon, 45 ans, baigneuse à l'Hôtel-Dieu, entrée salle Ste-Marthe, nº 22, le 17 décembre 1888 (Service de M. Tillaux).

Rien à noter dans les antécédents de famille... Malade bien portante, bien réglée, a fréquemment des migraines, et, il y a deux ans, a eu des coliques hépatiques. Début de l'affection actuelle : 5 mois à la suite d'un coup.

Etat actuel. — Dans le sein gauche, ou plus exactement à mi-chemin entre le mamelon et l'aisselle, on constate l'existence d'une tumeur mal limitée, du volume d'une noix adhérente à la peau et au grand pectoral. Un ganglion dans l'aisselle. Etat général excellent.

Ablation totale du sein avec ouverture de l'aisselle le 30 décembre 1888. Guérison.

Examen histologique, par M. Toupet. — Cette tumeur offre à l'examen microscopique les caractères du carcinome fibreux de la glande mammaire. Le tissu fondamental est plutôt un tissu adulte. Les quelques canaux galactophores, dont on trouve encore les traces sur les coupes, sont entourés d'une zone élastique plus apparente que celle qu'on voit parfois circonscrire les vaisseaux. Il est facile d'ailleurs de suivre au niveau de ces canaux galactophores les diverses transformations que nous avons observées au niveau des vaisseaux, mais ici, à mesure que la zone élastique rétrécit le calibre du canal, elle est elle-même envahie par des travées épithéliales. Cette tumeur est développée aux dépens de la glande mammaire.

Après la sortie de l'hôpital, la malade que nous voyions journellement, n'a jamais été bien portante ; elle a toujours souffert du sein opéré, et éprouvait des fourmillements continuels, sans gêne des mouvements. Nous l'avons examinée le 15 janvier sans rien trouver de suspect ; mais elle revient huit jours plus tard, en nous disant qu'elle a de fortes douleurs dans le bras. En cherchant attentivement, nous constatons dans l'aisselle un noyau de récidive dans les ganglions laissés en place. La cicatrice elle-même est indemne. L'état général est satisfaisant.

Obs. XII. — *Carcinome du sein gauche avec ganglions axillaires. — Amputation totale et curage axillaire. — Récidive (généralisation) dans le sein droit six mois après, dans l'aisselle droite 8 mois après l'intervention.*

Elisa Lerat (veuve Baril), âgée de 43 ans, vient consulter M. Le Dentu à St-Louis, le 20 octobre 1889.

Antécédents. — Père mort de fièvre typhoïde à l'âge de 32 ans. Mère âgée de 69 ans, toujours bien portante. Un frère bien portant.

Début en avril 1887. Le 11 juin 1888, ablation totale du sein gauche avec curage de l'aisselle. L'état général était très bon. La malade reste trois mois à l'hôpital, car la perte de substance était assez grande pour nécessiter le pansement à plat. Cicatrisation terminée au bout de 6 mois. Celle-ci n'était pas encore complète que la malade s'aperçut d'une grosseur dans le sein droit, mais n'y fit pas attention. Au mois de janvier 1889, elle revient voir M. Le Dentu. A ce moment, la tumeur du sein est grosse comme une noix, et l'aisselle droite renferme quelques ganglions. A partir de ce moment jusqu'en août 1889, la tumeur reste stationnaire ; c'est depuis cette époque qu'elle a augmenté rapidement de volume remplissant toute la mamelle.

L'état général est resté satisfaisant. Dyspnée ; quelques migraines.

Actuellement. — Le sein droit est volumineux comme une tête de fœtus à terme ; peau très adhérente ; mamelon peu rétracté. Tumeur non bosselée, à surface unie, non douloureuse à la pression. Elle est seulement le siège de quelques élancements spontanés, surtout à la partie externe du sein, point occupé par la tumeur initiale. Le néoplasme est extrêmement mobile sur le grand pectoral.

Dans l'aisselle droite, quelques ganglions augmentés de volume.

Rien dans les fosses sus et sous-claviculaires des deux côtés.

La cicatrice et l'aisselle gauches ne contiennent aucune nodosité suspecte. Il n'existe pas de généralisation, et M. Le Dentu a pratiqué, à cet égard, un examen très minutieux. Vu l'absence de tumeurs métastatiques et de tuméfaction sus-claviculaire, et sur la demande formelle de la malade, notre maître consent à opérer et fait le 9 octobre 1889 l'amputation totale du sein droit avec curage de l'aisselle. Réunion.

L'examen histologique pratiqué par M. Toupet démontre qu'il s'agit d'un carcinome encéphaloïde de la glande mammaire et des ganglions. De nombreuses cellules épithéliales remplissent des alvéoles, que limitent des travées conjonctives très déliées. Il n'existe pas de zone élastique autour des canaux galactophores et des vaisseaux artériels (1).

(1) En relisant les examens histologiques précédents, on sera sans doute frappé de la multiplication à peu près constante du tissu élastique dans la plupart des squirrhes. Cette particularité a été signalée par différents auteurs et notre excellent ami Toupet a appelé notre attention sur elle. Cette hypertrophie des fibres élastiques, se présentant avec les caractères indiqués plus haut (page 23), n'est certainement pas étrangère à la rétraction cicatricielle et à l'atrophie rapide que subissent un grand nombre de carcinomes squirrheux.

CHAPITRE II

Considérations générales sur les récidives dans les carcinomes de la mamelle.

Nous nous sentons singulièrement embarrassé pour définir le mot récidive et pour établir les caractères qui différencient celle-ci de la généralisation. « Il est, écrit fort judicieusement Estlander, beaucoup d'expressions qui, au premier abord, semblent avoir un sens clair et nettement défini et qui, après mûre réflexion, sont tout à fait impropres et prêtent le flanc à la critique. Tel est le mot récidive. » Si ce terme devait désigner la reproduction d'une tumeur radicalement enlevée par le chirurgien, assurément nulle ambiguïté ne serait possible. Mais, il n'en est pas ainsi, et il ne saurait en être autrement, tant que l'essence même des carcinomes et le processus intime de leur évolution ne seront pas élucidés. Quand les éléments néoplasiques reparaissent in loco ou dans les ganglions qui reçoivent les lymphatiques de la région malade, on dit qu'il y a récidive. Mais, quand c'est dans un viscère éloigné que le néoplasme se reproduit, on prononce plus volontiers le mot de généralisation. Lorsque c'est tout à la fois dans la cicatrice et dans la glande hépatique que les éléments carcinomateux reparaissent à peu près simultanément, quel que soit, d'ailleurs, l'état des ganglions intermédiaires, dirons-nous qu'il y a récidive in loco et généralisation dans le foie ? Quand, au bout d'un ou deux ans, un cancer d'un organe quelconque succède, *sous la même forme histologique*, à un cancer du sein radicalement enlevé par l'amputation totale de la mamelle et le curage de l'aisselle, s'agit-il d'une récidive ou d'une généralisation? Toutes ces questions ne sont point résolues. Aussi ne faut-il pas s'étonner de voir, d'une part Volkmann (1) étudier sous le nom de récidive la reproduction du néoplasme dans la cicatrice, dans ses alentours et dans le système lymphatique efférent de la glande mammaire; d'autre part M. Heurtaux (2), comprendre sous ce terme « tous les cas où, après suppression de la première tumeur, il y a retour de la néoplasie dans une région quelconque. » Entre ces deux définitions, nous choisissons celle de M. Heurtaux, sans méconnaître les objections nombreuses dont elle est passible. Mais nous devions nous prononcer sous peine de laisser planer l'incertitude sur les faits qui suivent. Nous admettrons donc, *abstraction faite de toute théorie pathogénique*, que la récidive d'une tumeur est sa reproduction à la suite de son extirpation et qu'elle peut se faire, tantôt sur place, tantôt dans l'un des ganglions en rapport avec le néoplasme primitif, tantôt à distance dans divers organes, tantôt enfin dans plusieurs points à la fois (3).

1° Fréquence générale des récidives. — Cette fréquence est considérable, au point que Paget (4) admettait la reproduction des carcinomes mammaires 499 fois sur 500 et que Broca (5), en 1866, écrivait encore : « Pour ma part, j'ai vu récidiver au bout d'un « laps de temps variable, depuis quelques jours jusqu'à cinq ans,

(1) *Beitr. zur Chir.* Leipzig, 1875.

(2) Heurtaux. *Loc. cit.*, p. 408.

(3) M. Kirmisson, dans son excellent article « Tumeurs » du *Dictionnaire Dechambre*, partage dans une certaine mesure l'opinion de M. Heurtaux. Nous lisons, en effet, à la page 332 : « .... la récidive se montre sous forme de dépôts secondaires, soit dans les viscères, soit dans le système osseux. » — Nous avons été contraint, pour ne pas modifier le titre d'un grand nombre d'observations, d'adopter la définition de M. Heurtaux. Mais il y aurait avantage à s'entendre définitivement, à désigner, chirurgicalement parlant, sous le nom de récidive toute réapparition du néoplasme dans le champ opératoire (cicatrice, sein opéré, ganglions), et à réserver le mot généralisation aux reproductions des éléments néoplasiques en dehors de la zone opératoire (viscères, parenchymes, os, sein opposé (?).

(4) Sir James Paget. *Lectures on tumours*, 1855. London.

(5) Broca. *Traité des tumeurs*, t. Ier, p. 583.

« toutes les tumeurs dans lesquelles j'ai constaté *au microscope* « la présence des éléments cancéreux, à l'exception d'un squirrhe « de la mamelle, que j'ai enlevé au mois d'août 1855, chez une « dame de Cognac, et qui aujourd'hui après 8 ans n'a pas encore « récidivé ». Broca donnait comme proportion de guérison durable 1 pour 100. Bien que Velpeau ait déjà affirmé la curabilité moins rare du cancer et que la chirurgie contemporaine l'ait définitivement mise hors de contestation, il n'en reste pas moins établi que la récidive est la règle à peu près constante, malgré les perfectionnements de la technique opératoire. Notre statistique, dressée dans un autre but, ne nous permet pas de fixer numériquement la fréquence générale. C'est, du reste, un détail d'intérêt tout à fait secondaire et c'est uniquement pour être complet que nous empruntons à des mémoires récents les chiffres suivants :

Oldekop, dont la statistique est loin d'être irréprochable, obtient 66,9 0/0 de récidive locale ou ganglionnaire. Sur 170 opérées de Billroth à Vienne (1), 34 meurent des suites immédiates de l'intervention, 128 de récidive ou de généralisation, 8 peuvent être considérées comme définitivement guéries. Estlander estime que sur 5 personnes opérées pour un cancer du sein, une guérit, une meurt et trois autres ont des récidives. Henry, sur 149 cas susceptibles d'être utilisés pour le calcul de la fréquence générale des récidives, en trouve 91,3 0/0, tandis que Schmid, assistant de Küster, arrive au chiffre de 79,5 0/0. On le voit, les résultats sont assez variables, et ces écarts de chiffres reconnaissent des causes multiples. Parmi les chirurgiens, les uns excluent des récidives tous les cas de réapparition à distance, dans des organes éloignés et classent les cancers viscéraux dans les tumeurs métastatiques, les autres font entrer en ligne de compte les deuxièmes et troisièmes reproductions. Le chiffre de 91 0/0 indiqué par Henry pour les récidives telles que nous les avons arbitrairement définies, nous paraît répondre à peu près à la réalité ; nous avons du reste des raisons pour le croire suffisamment exact. De tous les travaux que nous avons consultés,

(1) In WINIWARTER. *Loc. cit.*

aucun ne nous a semblé plus consciencieux. L'histoire des faits observés par Henry à la clinique de Fischer à Breslau est fort complète ; toutes les tumeurs enlevées ont été soumises au contrôle du microscope et examinées par des histologistes de valeur, qui s'appellent Waldeyer et Kolaczek. Enfin, tout en acceptant la formule de Volkmann, Henry n'a rangé sous la rubrique : « Guérisons définitives », que des malades restées depuis 4 ans sans trace de récidive.

2° Époques d'apparition des récidives. — Si nous avons glissé, sans nous y arrêter, sur l'extrême fréquence, universellement reconnue, des récidives, c'est que le sujet n'en vaut guère la peine ; et, de nos jours, c'est en comptant le nombre des malades guéries qu'on apprécie les progrès réalisés dans la curabilité du carcinome. L'époque d'apparition des récidives doit, au contraire, attirer toute notre attention ; ce point mérite un long développement ; car, on le conçoit sans peine, il est d'une importance majeure dans l'appréciation du pronostic et du traitement. Est-il besoin de le démontrer ?

On sait que Volkmann a fait admettre le chiffre de 3 ans écoulé sans réapparition du néoplasme, localement, dans les ganglions ou les viscères, comme le chiffre de guérison définitive. Voici textuellement comment il s'exprime : « Lorsqu'après l'opération une an- « née entière s'est écoulée, sans que l'examen le plus minutieux « puisse démontrer une récidive locale, des tuméfactions ganglion- « naires ou des symptômes d'affections internes, on est en droit « d'espérer une guérison durable ; celle-ci est ordinairement cer- « taine après deux ans révolus ; après une période de trois ans, « elle est certaine presque sans exception ». Cette formule a été adoptée par un grand nombre de chirurgiens français. En Allemagne, elle a, pour ainsi dire, force de loi. Winiwarter est même d'avis que cette période triennale est trop longue. Nous ne voudrions pas cependant laisser croire que Volkmann ignore l'existence des récidives tardives ; mais, avec Oldekop, Sprengel, Hildebrand, il en proclame l'extrême rareté.

Examinons si les documents que nous avons rassemblés nous

permettent de nous ranger à l'opinion des auteurs que nous venons de citer. Nous rechercherons en premier lieu le moment auquel le carcinome reparaît de préférence, abstraction faite de toute influence spéciale ; puis nous envisagerons l'époque de la récidive considérée dans ses rapports avec l'âge de la malade, le siège de la tumeur initiale, l'état du système ganglionnaire. Certes, bien d'autres détails seraient fort intéressants et importants à élucider ; ainsi, l'influence des traumatismes, de l'hérédité, de la grossesse, etc. Mais nous ne nous arrêterons pas sur ces points, dont beaucoup ont été étudiés dans des thèses récentes et dans des mémoires excellents (1), car nos observations ne contiennent, à cet égard, aucun renseignement qui vaille la peine d'être mentionné.

1° *Epoque générale d'apparition des récidives.* — Les 777 faits qui composent notre statistique ne sauraient nous servir à étudier cette question. Il en est que nous devons éliminer d'emblée ; ce sont, d'une part, ceux où l'époque est totalement passée sous silence, d'autre part, ceux dans lesquels l'histoire clinique fait simplement mention de la date de l'ablation d'une récidive sans indiquer en même temps le moment d'apparition de celle-ci. Enfin, dans bon nombre d'observations, nous lisons ces mots, « la récidive se fit dans la plaie » ou bien « très peu de jours après l'opération », ou bien encore « aussitôt après la cicatrisation ». Nous croyons pouvoir tenir compte de ces faits, et nous admettrons, d'une façon tout à fait arbitraire, du reste, dans les deux premiers cas, le chiffre de 15 jours, dans le dernier, celui d'un mois, comme « synonymes » des phrases précédentes (2).

(1) Voir Nicaise : Contusion comme cause de cancer secondaire. *Rev. de Chir.*, sept. 1885, p. 705. Faret, *Influence du traumatisme, etc.* Thèse de Paris, 1881, n° 351. Wilson. Cancer du sein dans la grossesse. *Brit. Med. Journ.*, 1878, p. 474, etc.

(2) Cette distinction que nous avons adoptée, faute de mieux, à l'exemple de Winiwarter et de Sprengel, est tout à fait insuffisante, nous le savons. Dorénavant, pour fixer la date des récidives, il sera indispensable de connaître *si l'opération a eu lieu à ciel ouvert ou non.* Les observations que nous avons parcourues ne renfermaient pas à cet égard de renseignements précis. C'est pour cette raison que nous avons accepté la distinction de Winiwarter.

En procédant de cette façon, nous pouvons utiliser un total de 687 cas et, pour mettre un peu d'ordre, il nous faut envisager séparément l'ablation des premières, secondes, troisièmes, etc., récidives. Pour plus de clarté, nous réunissons, à l'exemple d'Estlander (1), nos résultats dans le tableau suivant ;

LA RÉCIDIVE A EU LIEU :	POUR LA 1re RÉCIDIVE		POUR LA 2e RÉCIDIVE		POUR LA 3e RÉCIDIVE		POUR LA 4e RÉCIDIVE	
	Nombre total	Proportn pour cent	Nombre total	Proportn pour cent	Nombre total	Proportn pour cent	Nombre total	Proportn pour cent
Dans la première quinzaine après l'opération	35	5,09	9	6,71	»	»	»	»
Dans le cours du 1er mois	91	13,24	21	15,67	4	13,33	1	»
De la fin du 1er à la fin du 3e mois	181	26,34	28	20,89	9	30	2	»
Du commencement du 4e à la fin du 6e mois	137	19,94	36	26,86	9	30	3	»
Du début du 7e à la fin du 9e mois	75	10,91	16	11,94	2	6,66	1	»
Du début du 10e à la fin du 12e mois	52	7,28	7	5,22	3	10	»	»
Du début du 13e à la fin du 18e mois	54	7,83	11	8,20	3	10	»	»
Du début du 19e à la fin du 24e mois	17	2,47	»	»	»	»	»	»
De 2 ans à 2 ans 1/2	11	1,60	2	1,49	»	»	»	»
De 2 ans 1/2 à 3 ans	10	1,45	2	1,49	»	»	»	»
De 3 ans à 4 ans	15	2,18	1	0,74	»	»	»	»
Au delà de 4 ans	9	1,31	1	0,74	»	»	»	»
Total	687	99,64	134	99,95	30	99,99	7	»

Lorsqu'on jette un coup d'œil général sur ce tableau, on remarque de suite la grande rareté des troisième et quatrième récidives, puisque leur nombre ne dépasse pas 37 ; les « récidives de première récidive », pour employer l'expression de notre collègue Plicque, sont, au contraire, plus fréquentes et s'élèvent au chiffre de 134 ou 20,9 0/0.

(1) *Loc. cit.*, p. 792.

Mais là ne réside pas l'intérêt de ce tableau. C'est la première colonne qu'il faut considérer. Si nous schématisons en quelque sorte les chiffres précédents, de façon à les grouper dans une vue d'ensemble, nous aurons, pour les premières récidives, le tableau suivant, que nous tenons à disposer d'après le modèle de ceux des auteurs allemands :

Sur 687 cas de carcinome mammaire, la récidive s'est montrée :

Dans la première quinzaine après l'opération	35 fois	ou	5,09 0/0
Dans le cours du premier mois	91 —	ou	13,24 0/0
Après la fin du premier mois	561 —	ou	81,67 0/0

Winiwarter trouve, au contraire, pour les époques correspondantes, les chiffres de 27 0/0, 38 0/0, 34 0/0 ; il conclut que les deux tiers des récidives se produisent avant la fin du premier mois. On voit quelle contradiction existe entre les chiffres de Winiwarter, basés sur un total de 91 cas, et les nôtres, déduits d'un nombre bien plus considérable. Nous ne ferions même pas remarquer cette différence, si elle ne tirait à conséquence et si l'ouvrage de cet auteur n'était universellement consulté en matière de carcinome. Beaucoup de moyennes s'y trouvent calculées sur des bases inexactes. Les résultats sont nécessairement faussés ; et déjà Albert (1) de Vienne, en termes assez violents du reste, a critiqué les chiffres de Winiwarter ; ils donnent une notion erronée, non seulement relativement aux époques les plus habituelles de la reproduction du carcinome mammaire, mais aussi, ce qui, dans l'espèce, constitue un reproche bien plus grave, relativement aux guérisons dites définitives. N'avons-nous pas indiqué tout à l'heure que c'est précisément Winiwarter, qui a proposé de porter à deux ans le chiffre exprimant l'époque à laquelle on a le droit de songer à la guérison définitive ?

Si nous additionnons les chiffres des premières et secondes récidives, ainsi que le font la plupart des auteurs, on voit que :

(1) Albert. Ueber die Heilbarkeit des Krebses durch operative Behandlung. *Wiener Mediz. Presse*, 1885, n° 51, p. 1604.

156	d'entre elles se	sont produites	avant la fin du premier mois.	
382	»	»	»	entre le début des deuxième et 7e mois,
150	»	»	»	entre le début des septième et 13e mois.
82	»	»	»	dans le cours de la deuxième année.
25	»	»	»	dans le cours de la troisième année.
26	»	»	»	après trois ans révolus.

Cette vue d'ensemble indique bien que le maximum de reproduction tombe dans le cours de la première année ; mais, sur un total de 821 récidives, il n'en est pas moins vrai que 51 d'entre elles paraissent seulement après la fin de la deuxième année, autrement dit 6 0/0, et cette proportion s'élève à 6,5 0/0, si on ne tient compte que des premières récidives : c'est presque le chiffre des guérisons enregistrées comme définitives par Kaeser (7,5 0/0) et Henry, (8,7 0/0). Si l'on s'occupe uniquement des réapparitions dites tardives, qui surviennent après 3 ans révolus, on trouve le chiffre faible, mais cependant respectable, de 26, ou, pour parler le langage de la statistique, 3,16 0/0, presque le nombre des cas guéris de Winiwarter (4,7 0/0) !

Et qu'on ne vienne point nous accuser d'avoir choisi avec prédilection les faits connus de récidive tardive, pour les faire peser dans la balance. Dans notre statistique ne figurent, ni le cas de cette dame de Constantinople, dont parle le professeur Verneuil (1) « opérée il y a 34 ans et qui, 30 ans après l'ablation de la tumeur, a vu son cancer récidiver sous la même forme anatomique, rigoureusement déterminée par le microscope », ni ces faits extraordinaires de Velpeau de récidives après 12, 14, 16 ans, ni celui plus étonnant encore, publié (2) par notre éminent compatriote, le professeur Eugène Bœckel, d'une femme à laquelle un chirurgien de

(1) *Comptes rendus du Congrès français de Chirurgie*, 1888. Séance du 17 mars (matin), p. 267.

(2) E. Boeckel. De l'opportunité des opérations de cancer. *Gazette médicale de Strasbourg*, 1870, p. 270. Nous avons écrit à M. Bœckel au sujet de cette malade ; il nous a répondu qu'il s'agissait bien d'un carcinome et que la pièce, conservée dans l'alcool, avait été examinée par Lobstein. Nous profitons de l'occasion pour remercier très sincèrement M. Bœckel pour les renseignements qu'il a bien voulu nous envoyer et qui nous ont été d'un grand secours dans la rédaction de ce mémoire.

Strasbourg amputa la mamelle en 1827 et qui n'eut de récidive que 29 ans plus tard, puis mourut au bout de 9 ans, en 1865, à l'âge de 86 ans ! Nous avons, au contraire, puisé la plus grande partie de nos éléments statistiques aux mémoires des chirurgiens, partisans convaincus de larges ablations avec curage axillaire.

Aussi les chiffres précédents doivent-ils nous rendre plus circonspects ; *nous sommes loin de nier l'exactitude de la formule de Volkmann, mais nous croyons qu'elle a le tort d'être trop générale et qu'elle ne fait pas suffisamment la part du siège anatomique et topographique des carcinomes.* Ne sait-on pas que ceux-ci sont loin d'évoluer dans toutes les régions sous le même aspect et avec la même rapidité, abstraction faite, cela va sans dire, de toute considération d'âge, d'hérédité, d'état général de l'organisme, d'affections diathésiques, de nature histologique du néoplasme, etc. Or, pour le carcinome du sein, il nous faut bien reconnaître que l'aphorisme de Volkmann ne répond pas à la réalité des faits ; les chiffres indiqués ci-dessus sont une preuve assez manifeste à l'appui de ce que nous avançons.

Aussi croyons-nous que, malgré les efforts des chirurgiens, le moment n'est malheureusement pas encore venu, où on pourra parler de guérison durable des carcinomes. Ce mot est actuellement fort courant ; est-il justifié ? Peut être pour les cancroïdes, les épithéliomas, réputés moins malins, peut être aussi pour les carcinomes de quelques organes ; mais il ne l'est certainement pas pour les carcinomes de la mamelle, pas plus que pour ceux du rectum. Il convient d'être plus réservé : beaucoup de chirurgiens français le pensent. Voici ce que disait l'an dernier au Congrès de Chirurgie notre distingué compatriote M. Jules Bœckel (1) : « Il est généra-« lement admis que, lorsqu'un néoplasme opéré ne récidive pas au « bout de trois ou quatre ans, la guérison peut être considérée « comme définitive. On dresse des statistiques en conséquence. Or, « à mon avis, cette manière de faire est entachée d'erreurs nom-« breuses.... Tout d'abord, ainsi que je compte le démontrer par

(1) JULES BOECKEL. Statistique et résultats éloignés de 104 opérations de cancer. *Congrès franc. de Chirurgie*, 1888. *Comptes rendus*, p. 270 et suiv.

« de nombreux faits personnels, la récidive est souvent tardive. « On n'a pas le droit par conséquent d'admettre que des opérés « qui ont résisté pendant trois ou quatre ans soient désormais à « l'abri de toute atteinte ultérieure ». Par une lettre en date du 19 septembre dernier, M. J. Bœckel, avec une obligeance, dont nous ne saurions trop le remercier, a bien voulu nous donner des renseignements complémentaires sur les opérées dont il a parlé au Congrès. Bien que quelques-uns des détails qu'il nous a fournis seraient mieux placés à un autre endroit de ce travail, nous rectifierons ici, dans leur ensemble, les résultats consignés, p. 272 du Congrès, article Sein (1877 à 1886). Pour les récidives, toutes se sont produites dans la cicatrice de l'aisselle et n'étaient plus opérables, quand les malades ont été revues, à l'exception de deux, qui ont repullulé dans la cicatrice après 5 et 12 mois.

D'autre part, parmi les opérées qui n'avaient point eu de récidive après une période de trois ans, M. Bœckel en a revu un certain nombre depuis l'an dernier; chez l'une d'elles, c'est au bout de 3 ans 1/2 que la récidive s'est produite dans le sein du côté opposé; chez une autre, dont l'observation est consignée dans les *Bulletins de la Société de Chirurgie*, 1889, p. 363, le carcinome a reparu après 5 ans dans les ganglions axillaires et sus-claviculaires.

Tous ces faits sont suffisants pour démontrer qu'il ne serait pas inutile de modifier pour la mamelle la formule de Volkmann, et de l'énoncer ainsi : *Lorsque* QUATRE ANS *au moins se sont écoulés après une ablation de carcinome du sein, sans que l'examen minutieux de la cicatrice, des ganglions, des organes éloignés ait révélé des traces de récidive ou de généralisation, on pourra espérer une guérison, nous ne dirons pas définitive, mais* TEMPORAIRE. Les chiffres de König (1) viennent à l'appui de cette façon d'envisager la curabilité ; ses observations de carcinus mammaire, dont nous n'avons point tenu compte, parce qu'elles ne sont pas publiées en détail, lui fournissent même le chiffre énorme de

(1) KŒNIG. Ueber die Prognose der Carcinome nach chirurgischen Eingriffen, mit besonderer Berücksichtigung der Carcinome Recti. *Archiv. f. klin. Chir.*, 1888, p. 461.

15 0/0 de récidives tardives ; et il ajoute que, sur 19 malades qui sont « définitivement » guéries depuis 3 ans, il faut s'attendre, avec une pareille proportion, à en voir un certain nombre présenter des reproductions tardives.

Ces récidives, qu'elles soient par continuation ou par répullulation, méritent de n'être jamais perdues de vue par le chirurgien, lorsqu'il est appelé à se prononcer sur le sort réservé à ses opérées. Paget va même plus loin que nous ; il réclame un délai de dix années sans récidive pour être autorisé à croire à la guérison. La statistique de Gross (1) ne comporte, sur 527 carcinomes dont 57 avaient dépassé 3 ans, que 10 cas dans lesquels la malade n'avait présenté aucune trace de récidive avant la dixième année, c'est-à-dire 2 0/0.

2° *Epoques d'apparition des récidives envisagées suivant un certain nombre de circonstances*. Il est certain, qu'en dehors de l'hérédité, des états diathésiques dont nous ne parlerons pas ici, d'autres facteurs méritent d'être pris en considération pour apprécier la date d'apparition des récidives. Nous voulons parler de l'âge, du siège initial du néoplasme, de ses caractères histologiques, de l'état du système ganglionnaire au moment de l'intervention. Bien que nous ayons recueilli sur ce point des renseignements assez complets, nous ne sommes arrivé à aucun résultat qui ne soit connu. Aussi nous dispenserons-nous de traiter ce sujet dans tous les détails.

a) Il est bien vrai que la rapidité d'apparition des récidives est en raison inverse de l'*âge* des malades ; cela ressort du tableau suivant :

NOMBRE DES MALADES	AGE. —	ÉPOQUE MOYENNE A LAQUELLE SE FAIT LA RÉCIDIVE		
107	de 21 à 40 ans.	2 mois 1/2	après la 1re	opération.
119	de 40 à 45 —	4	»	» »
106	de 45 à 50 —	6	»	» »
139	de 50 à 60 —	8	»	» »
24	de 60 à 65 —	8	»	» »
37	de 65 à 78 —	8	»	» »

Toutefois, il est essentiel de noter que les chiffres précédents

(1) Gross. *Medical News*, 22 janvier 1882.

sont de simples moyennes, et qu'il existe des exceptions nombreuses ; c'est ainsi, par exemple, qu'on voit surtout des malades d'un certain âge, entre 45 et 50 ans, présenter parfois des récidives locales coup sur coup, sans qu'on puisse expliquer ces faits d'une façon plausible, même en faisant intervenir le degré de malignité, facteur si souvent invoqué pour cacher notre ignorance. Des exceptions d'un autre genre sont bien moins fréquentes ; il est très rare de voir chez les femmes jeunes le carcinome reparaître in loco, dans les ganglions ou à distance après une période de sept mois.

Les récidives ultérieures nous ont paru, si nous en croyons nos faits statistiques, se faire à des époques variables ; mais, lorsqu'elles doivent se produire, elles paraissent 87 fois sur 100 avant le début de la deuxième année, et les 3e, 4e récidives se succèdent à échéances de plus en plus courtes. Il est des faits curieux au point de vue doctrinal, ce sont ceux (voyez page 59), dans lesquels le carcinome paraît guéri, il reste silencieux pendant plusieurs années ; puis, tout d'un coup, se produit une série de récidives « subintrantes ».

b) En dehors de l'âge des malades, la nature histologique du néoplasme joue un rôle incontestable, nous le verrons dans un instant. En est-il de même de son *siège topographique ?* Nous avons noté avec soin, quand les mémoires originaux en faisaient mention, la date présumée à laquelle le carcinome a été remarqué pour la première fois, le siège qu'il occupait par rapport au mamelon, les adhérences au grand pectoral, espérant que nous pourrions tirer de ces particularités quelques déductions utiles au point de vue de l'époque d'apparition et du siège des reproductions carcinomateuses. Ce travail a été en pure perte et aucun fait saillant ne s'est dégagé de nos calculs. Il est, cependant, une remarque que nous tenons à faire ressortir, bien qu'elle ne touche nullement à la question des récidives. On a dit et écrit que les noyaux carcinomateux, toutes choses égales d'ailleurs, s'accompagnaient plus tardivement de retentissement ganglionnaire, lorsqu'ils occupaient le segment interne de la glande mammaire ; on trouve également beaucoup d'auteurs, (nous parlons ici des anciens auteurs) qui soutiennent que le carcinome situé en dedans du mamelon, assez près du sternum, produit très rarement l'infection des ganglions axillaires et que le transport des éléments carcinomateux a lieu, avec une telle localisation, vers les ganglions intra-thoraciques. Cette assertion renferme tout à la fois une vérité et une erreur. Nous pensons (voyez chapitre V), qu'un certain nombre de vaisseaux lymphatiques de la mamelle sont bien réellement, à l'encontre de l'opinion classique, tributaires des ganglions mammaires internes ; mais nous ne pouvons leur attribuer un territoire pour ainsi dire défini et isolé, et dire que les vaisseaux absorbants, qui viennent y déboucher, prennent uniquement leur origine dans le segment sternal de la glande mammaire. Il n'existe, à cet égard, aucun département lymphatique et la plus grande diversité semble, au contraire, présider à la distribution de ces vaisseaux. Sur 58 cas, dans lesquels il est spécifié que le noyau carcinomateux était situé en dedans du mamelon, il y avait 46 fois des ganglions dans l'aisselle ; dans les autres, le creux axillaire était vide. D'autre part, dans ces 46 cas, l'adénopathie existait en moyenne dès la fin du 13e mois; et, des calculs nombreux ayant démontré à Hildebrand et à Benno Schmidt que le retentissement ganglionnaire se produit en général entre 11 et 15 mois, quel que soit le siège initial du néoplasme, on voit que la différence est à peine appréciable. Aussi croyons-nous pouvoir conclure avec assez de précision que l'*époque et le siège de l'envahissement des ganglions ne sont nullement en rapport avec la localisation initiale du carcinome mammaire.*

III. Siège des récidives. — Dans le chapitre que nous consacrons aux récidives dans leurs relations avec l'étendue de l'opération, nous dresserons un tableau général de ces localisations. Dans les lignes qui suivent, nous rechercherons uniquement si l'état du système lymphatique et l'âge des malades influencent le siège des reproductions néoplasiques.

1° *Siège des récidives suivant l'état du système lymphatique.* — Il est tout à fait indispensable, pour acquérir, à cet égard, des notions exactes, de séparer les carcinomes avec ou sans infiltration des ganglions. Nous n'adopterons pas la division de Küster (1) et

(1) Küster. Verhandlungen der *deutschen Gesellschaft für Chirurgie*, 1883. XII, I, p. 83-88, II, p. 288.

de son élève Schmid (1), qui, se plaçant exclusivement sur le terrain histologique, disent avoir trouvé toujours, sauf dans deux cas, des ganglions altérés dans l'aisselle. La distinction que nous établissons est purement clinique et doit être comprise ainsi : ganglions appréciables ou inappréciables à la palpation.

a) Nous avons rassemblé 248 carcinomes *opérés avant toute infection ganglionnaire* (ganglions axillaires, sous et sus-claviculaires). Dans ce nombre rentrent presque les 2/3 des malades, chez lesquelles on a pu extirper deux ou plusieurs récidives successives. Il ne faudrait pas croire cependant que le résultat définitif ait été meilleur que dans les cas opérés avec infection des ganglions lymphatiques ou dans ceux où la première récidive était d'emblée déclarée inopérable. Ces faits indiquent seulement, ainsi que le dit fort bien Winiwarter, que l'intervention précoce, antérieure à toute participation cliniquement appréciable des ganglions axillaires, est, dans une certaine mesure, capable de modifier, de retarder la marche du processus carcinomateux. En recherchant la localisation première des récidives après l'ablation partielle ou totale de la mamelle, sans infiltration des ganglions, nous trouvons que, sur ces 248 cas, la récidive occupait 134 fois la cicatrice seule ou son voisinage immédiat. Dans 48 autres cas, elle siégeait dans les ganglions seuls ; enfin, dans les autres, les récidives étaient diversement combinées.

Carcinomes du sein opérés avant toute infection ganglionnaire appréciable (2).

SIÈGES DES RÉCIDIVES	NOMBRE	PROPORTION POUR 0/0
Récidives locales.	134	54 0/0
Aisselle seule.	48	19 0/0
Combinaisons diverses de récidives locales et ganglionnaires.	41	16 0/0
Organes éloignés seuls.	25	11 0/0

Quant aux récidives ultérieures, c'est tantôt dans l'aisselle, tan-

(1) SCHMID. *Loc. cit.*, p. 141.

(2) Nous eussions dû séparer ici les récidives se produisant après l'extirpation du carcinome seul et après l'amputation totale du sein ; nous les avons cependant réunies en un seul tableau, parce que les résultats que l'on obtient par ces calculs successifs sont sensiblement concordants. Une remarque analogue s'applique au tableau suivant.

tôt dans la cicatrice qu'elles se font avec le maximum de fréquence.

b) Les résultats consignés dans le tableau suivant, dressé d'après 482 *carcinomes du sein opérés lorsqu'il existait déjà des ganglions* dans l'aisselle, le creux sus-claviculaire, etc. diffèrent un peu de ceux que nous venons d'obtenir.

Carcinomes du sein opérés avec infection ganglionnaire.

SIÈGES DES RÉCIDIVES —	NOMBRE —	PROPORTION POUR 0/0.
Récidives locales.	231	48 0/0
Aisselle seule	54	11 0/0
Région sus-claviculaire	38	8 0/0
Récidives locales et ganglionnaires combinées	63	13 0/0
Récidives à distance.	97	20 0/0

On voit qu'ici s'impose la nécessité d'une rubrique spéciale pour les ganglions claviculaires et on s'étonnera sans doute de voir la récidive axillaire encore représentée par le chiffre de 11 0/0. Quant aux récidives de récidive, elles sont loin de se présenter sous un aspect aussi favorable au point de vue opératoire que celles de la précédente catégorie. Plus rares dans le territoire du sein opéré, elles semblent au contraire fuir la région primitivement atteinte et se localiser fort souvent dans les ganglions profonds et inférieurs du cou. Toutes ces particularités s'expliquent quand nous aurons fait remarquer que le tableau précédent contient un résumé synthétique des amputations du sein avec simple énucléation des ganglions malades et des ablations de la mamelle avec curage systématique de l'aisselle. — Les chiffres énoncés plus haut montrent les résultats bizarres auxquels on arrive, faute d'établir, dans l'étude des récidives, des distinctions rigoureuses (voy. plus loin fin du chap. IV).

2° *Siège des récidives suivant l'âge.* — Nous avons eu l'occasion d'indiquer plus haut l'importance de l'âge relativement à la rapidité de la reproduction néoplasique ; nous nous sommes demandé, si ce facteur étiologique ne jouait pas un rôle dans la localisation des récidives. Notre statistique nous permet de tirer sur ce sujet quelques déductions, qui sont intéressantes et présentent une certaine valeur pronostique ; elles doivent être prises en sérieuse considération par le chirurgien, lorsqu'il est seul juge de la situation et qu'il n'est pas obligé de prendre le bistouri pour obéir aux instantes sollicitations de la malade. Le tableau suivant donne à cet égard des renseignements suffisants :

AGE DES MALADES	SIÈGES DES PREMIÈRES RÉCIDIVES				SIÈGES DES SECONDES RÉCIDIVES			
	Cicatrice	Cicatrice et ganglions	Ganglions seuls	Viscères	Cicatrice	Cicatrice et ganglions	Ganglions seuls	Viscères
Entre 21 et 40 ans.	40 %	16 %	25 %	19 %	35 %	15 %	32 %	18 %
Entre 40 et 50 ans.	45 %	34 %	14 %	7 %	50 %	21 %	24 %	5 %
Entre 50 et 60 ans.	47 %	29 %	19 %	5 %	75 %	12 %	12 %	1 %
Au delà de 60 ans.	85 %	8 %	7 %	0 %	99 %	»	»	1 %

On voit, sans que nous ayons besoin de pousser plus loin notre analyse, que plus la malade est jeune, plus les récidives dans la cicatrice, les récidives véritablement locales, diminuent de fréquence, tout en restant prédominantes ; en outre, plus elle est jeune, plus aussi le mal se propage rapidement, non seulement vers les ganglions, mais aussi vers les organes éloignés.

IV. Récidives considérées suivant les formes histologiques. — Ce n'est pas uniquement l'âge, mais également la variété histologique du carcinome qui nous fournit des indications thérapeutiques d'une certaine valeur. Toutefois nous sommes sur ce chapitre bien plus pauvres en renseignements susceptibles d'être utilisés dans un but réellement scientifique. Tout d'abord nos observations d'emprunt, bien que la grande majorité d'entre elles aient reçu la sanction du microscope, sont de valeur inégale, et bon nombre d'entre elles portent la simple mention : « Diagnostic histologique : a été fait : carcinome ». C'est là une donnée insuffisante, car, nous l'avons répété dans le précédent chapitre, c'est uniquement du carcinome que nous nous occupons, et nullement du cancer, de la tumeur maligne. D'autres faits sont bien plus précis et portent une étiquette plus exacte : squirrhe, encéphaloïde, carcinome médullaire, tubulaire, etc. Nous avons seulement mis à contribution les observations de la seconde catégorie (1).

Nous adopterons la division que donnent dans leur Manuel MM. Cornil et Ranvier et nous examinerons successivement les carcinomes squirrheux, encéphaloïdes, colloïdes et villeux.

1° *Carcinomes squirrheux.* — Nous réunissons dans les tableaux suivants les faits intéressants relativement aux époques et aux sièges des récidives dans cette variété de néoplasmes. Ces squirrhes sont dans notre statistique au nombre de 163.

ÉPOQUES DES RÉCIDIVES			SIÈGES DES RÉCIDIVES		
De l'opération à la fin du 1er mois	21	12 0/0	Cicatrice	117	71 0/0
Du 2e au 6e mois	37	22 0/0	Cicatrice et ganglions	14	8 0/0
Du 7e au 12e	89	54 0/0	Ganglions seuls	12	7 0/0
De 1 à 2 ans	3	1 0/0	Sein du côté opposé	3	1 0/0
De 2 à 3 ans	3	1 0/0	Plèvres et poumons	15	9 0/0
Récidives tardives	10	6 0/0	Autres viscères (foie, etc.)	2	1 0/0

2° *Carcinomes encéphaloïdes.* — Voici un tableau, dressé d'après les mêmes bases, pour les carcinomes encéphaloïdes, au nombre de 63 :

ÉPOQUES DES RÉCIDIVES			SIÈGES DES RÉCIDIVES		
De l'opération à la fin du 1er mois	19	30 0/0	Cicatrice	22	35 0/0
Du 2e au 6e mois	23	37 0/0	Cicatrice et ganglions	9	14 0/0
Du 7e au 12e	15	24 0/0	Ganglions seuls	13	21 0/0
De 1 à 2 ans	5	8 0/0	Sein du côté opposé	7	11 0/0
De 2 à 3 ans			Plèvres et poumons	4	6 0/0
Récidives tardives	1	2 0/0	Autres viscères (foie, etc.)	8	13 0/0

Bien que nos faits soient recueillis tout à fait au hasard, nous

(1) Nous avons été frappé, dans l'examen des pièces que M. Toupet a bien voulu nous montrer et nous expliquer, de voir que deux cas sur neuf (c'est-à-dire

trouvons dans les chiffres quelques enseignements. Ils ne sont pas nouveaux et confirment l'opinion classique. On voit que l'époque des reproductions avant 3 ans est bien plus précoce pour l'encéphaloïde que pour le squirrhe; pour le premier, c'est depuis l'intervention jusqu'à la fin du 6e, pour le second du 7e au 12e mois, que les récidives ont leur chiffre de fréquence maximum.

Leur siège offre aussi des différences, et, tandis que le squirrhe reparaît surtout dans la cicatrice, le carcinome médullaire a une marche bien plus envahissante. Les points d'élection de ses récidives le démontrent. La cicatrice dans les deux cas, tient la tête, mais elle est serrée de près, pour la variété encéphaloïde, par le chiffre des ganglions. On le voit, les récidives locales sont biee plus fréquentes dans le squirrhe; c'est sans doute parce que ln chirurgien est plus économe dans l'ablation des téguments.

Suivant Billroth (1), le squirrhe aurait une tendance très marquée à amener les dépôts secondaires dans la colonne vertébrale. Nos chiffres ne nous permettent pas de tirer une déduction à ce pointde vue.

3° *Carcinomes colloïdes.* — Les carcinomes colloïdes sont rares dans le sein comparés aux squirrhes et aux encéphaloïdes; nous n'en avons réuni que 6 cas suffisamment explicites et nous ne voulons pas, avec des documents aussi insuffisants, baser une opinion, qui aurait grande chance d'être entachée d'erreurs. Les carcinomes colloïdes ont fait l'objet d'un travail de Simmonds (2) et nous nous contenterons de résumer ses idées. Après avoir cité deux cas de cette variété de néoplasme, l'un, qui mit plus de 16 ans à évoluer et fut traité avec succès (c'est-à-dire sans récidive au bout de 3 ans), par l'amputation totale du sein avec ablation des ganglions axillaires, l'autre, qui, non opéré, amena au bout de onze ans seu-

22 0/0) parmi les faits que nous avons observés et qui ont évolué cliniquement comme de véritables carcinomes, n'étaient autres que des épithéliomas pavimenteux tubulés types (observations V et VIII) développés aux dépens de la glande mammaire. De semblables faits ne viennent-ils pas à l'appui de l'opinion des auteurs qui rangent les épithéliomas et les carcinomes dans une même famille?

(1) Billroth. Die Krankheiten der Brustdrüsen. *Deutsche Chir.* Lieferung 41.

(2) Simmonds. Ueber den Gallertkrebs der Brustdrüse. *Deutsch Zeitsch. f. Chir.*, 1884, t. XX, p. 74-81.

lement la mort par cachexie et généralisation intra-thoracique, Simmonds s'élève contre l'opinion généralement reçue d'après laquelle, avec l'intestin, la mamelle serait le siège d'élection du carcinome colloïde. D'après ses propres faits et ceux d'autres auteurs, il conclut que cette forme de cancer évolue dans le sein beaucoup plus lentement, envahit bien plus rarement les ganglions axillaires, récidive bien moins souvent que les autres variétés de carcinomes mammaires.

4° *Carcinomes villeux.* — Nous indiquerons uniquement pour être complet, cette forme que MM. Cornil et Ranvier (1) ont les premiers différenciée au point de vue histologique. Voici, sur cette variété, les idées émises par un auteur anglais, Bowlby (2), qui la désigne sous le nom de « duct carcinoma ». Cette forme ne se rencontrerait guère qu'à la période moyenne de la vie, serait précédée pendant un temps assez long d'un écoulement de sérosité par le mamelon avant qu'on ne constate dans la mamelle la présence d'une tumeur. Celle-ci s'accroît très lentement, retentit rarement sur les ganglions, ne s'accompagne que dans des circonstances exceptionnelles d'adhérences de la peau et de rétraction du mamelon. Toutefois, le néoplasme est souvent placé très près de celui-ci ; il est rarement unique, mais constitué par une série de nodosités fermes, ou élastiques, ou dures comme dans le carcinome. A une période avancée de son évolution, on le confond aisément avec un cysto-sarcome ; mais l'examen microscopique permet toujours de trancher la question. En somme, c'est une variété de cancer à pronostic assez favorable ; on sait qu'il peut récidiver sur place ou dans les ganglions ; mais on ne connaît pas d'exemple de généralisation ou de reproduction dans les viscères éloignés.

Après avoir esquissé en quelques lignes les principaux faits relatifs aux sièges des récidives et aux époques de leur apparition,

(1) *Loc. citato,* p. 741.

(2) Bowlby. Cases illustrating clinical course and treatment of duct cancers or villous carcinoma of the breast: In *St-Barthol. Hosp. Reports*, 1888, XXIV, p. 263. Voir aussi à ce sujet. Pitts, *Brit. Med. Journ.*, 1888, p. 533, et Moon. *Edinb. Med. Journ.*, 1885-1886, p. 535-540.

nous devrions discuter leurs causes et leur pathogénie ; mais c'est à dessein que nous avons négligé ce côté du sujet qui nécessite, pour être étudié avec fruit, des connaissances histologiques que nous ne possédons pas. Aussi arrêtons-nous ici les considérations générales relatives aux récidives des carcinomes mammaires ; telles que nous les avons exposées, on les trouvera sans doute encore fort incomplètes et on nous objectera avec raison qu'elles prêtent à des développements plus longs que ceux que nous leur avons consacrés. Nous nous retrancherons, toutefois, derrière le titre même de cette thèse.

CHAPITRE III

Des récidives locales.

Parmi les récidives, les plus fréquentes sont celles qui se produisent dans la cicatrice, dans son voisinage ou dans les couches sous-jacentes à la peau, c'est-à-dire dans le tissu cellulaire sous-cutané et dans le muscle pectoral. Ce sont ces récidives, occupant la région du sein opéré, que nous nous proposons d'étudier sous le nom de récidives locales. Assurément, cette manière de voir n'est pas conforme aux données de la pathologie générale, et nous savons que les vraies récidives locales embrassent un cadre plus étendu que le nôtre. Mais la division arbitraire que nous adoptons a l'avantage de permettre une exposition assez claire des faits qui intéressent particulièrement le chirurgien.

Nous ne dirons rien de la *fréquence* de ces récidives, ni de l'*époque* à laquelle elles se produisent de préférence. Les pages précédentes renferment un nombre suffisant de chiffres qui nous renseignent à cet égard, et dans le chapitre suivant, nous aurons l'occasion de revenir sur ce sujet (1). Nous avons également indiqué leurs relations avec les conditions d'âge et les caractères histologiques du carcinome.

Il est nécessaire, toutefois, d'établir ici une distinction, et nous croyons qu'au point de vue du moment de leur apparition, il est fort utile de séparer celles qui se produisent immédiatement après l'opération, dans la plaie, avant la cicatrisation, celles qui apparaissent du premier mois jusque vers le sixième, celles qui se montrent du sixième mois jusqu'à la fin de la troisième année, enfin

(1) Schmid indique 74, 74 % de récidives locales et Rotter [illegible]0 sur 34 récidives.

celles qui paraissent au delà de cette époque. Si nous ne craignions de multiplier les divisions, nous dirions qu'au point de vue spécial dont nous parlons, on peut étudier : 1° des récidives immédiates ; 2° des récidives rapides ; 3° des récidives lentes ; 4° des récidives tardives. Cependant, par respect pour la tradition, nous continuerons à distinguer : 1° celles qui se produisent dans le cours de la cicatrisation ; 2° celles qui se montrent avant trois ans ; 3° les récidives tardives. Nous avons indiqué l'extrême fréquence des premières et des secondes ; nous avons essayé de démontrer, chiffres en main, que les dernières sont loin d'être aussi rares dans le carcinome mammaire que le veulent beaucoup de chirurgiens, enfin que la période de trois ans, après laquelle on est en droit d'accepter l'idée d'une guérison dite définitive, est trop souvent franchie, pour qu'en se plaçant à un point de vue strictement scientifique, on soit autorisé à admettre sans restriction la phrase de Volkmann.

Nous savons bien qu'il n'est pas difficile de répondre à notre argumentation, en soutenant que la récidive tardive apparaissant après trois années révolues, n'est pas une récidive vraie, mais une nouvelle manifestation de la diathèse cancéreuse, totalement indépendante de la localisation initiale. Nous essaierons plus loin de montrer que cette objection, sérieuse assurément, n'est pas valable pour un certain nombre de récidives tardives. Mais avant d'aborder la pathogénie des reproductions locales, recherchons les *sièges* qu'elles occupent de préférence. A cet égard, nous pouvons les classer en :

1° Récidives dans le fond et sur les bords de la plaie.

2° Récidives dans la cicatrice elle-même.

3° Récidives au voisinage de la cicatrice ou autour de la plaie.

4° Récidives survenant dans la région du sein opéré, à une certaine distance de la cicatrice, qui est intacte.

5° Récidives multiples, pouvant, abstraction faite de la première catégorie, se produire en des endroits variés.

Leur distribution ne se fait pas avec une fréquence égale, et sur un total de 200 observations que nous avons pu utiliser, les chiffres se répartissent de la façon suivante, en réunissant aux récidives dans la cicatrice elle-même celles qui occupent le fond et les bords de la plaie :

Récidives dans la cicatrice	19	9 0/0
Récidives au voisinage de la cicatrice.	84	42 0/0
Récidives dans la région du sein opéré	25	12 0/0
Récidives multiples	72	36 0/0

En les classant, au contraire, relativement à leur localisation topographique, nous devons distinguer : 1° des récidives siégeant dans la peau ; 2° dans le tissu cellulaire sous-cutané ; 3° dans le muscle pectoral ; enfin 4° des récidives mixtes. Ces divisions paraîtront sans doute subtiles ; elles sont bien rarement faites cliniquement, mais nous croyons qu'elles méritent d'être établies, pour se rendre un compte exact du mécanisme des récidives locales.

Celles-ci se présentent avec des *caractères objectifs* très variables, que nous ne voulons pas étudier dans leur ensemble. Cependant, il est un point qu'il importe, à notre avis, de mettre en lumière, c'est que ces tumeurs secondaires sont, à peu près, constamment multiples à leur début, ou, du moins, elles constituent l'immense majorité, comparées aux néoplasmes de récidives uniques. On sait, au contraire, que la tumeur primitive est à peu près toujours, sinon toujours (Billroth) unique. Nous avons seulement en vue les carcinomes circonscrits de la mamelle, et non les formes dites rameuse et diffuse, que nous n'avons pas pu observer à l'état de tumeurs récidivantes, dans le cours de notre internat ; le chirurgien, en effet, ne doit intervenir dans ces deux dernières variétés que s'il y est contraint par des considérations d'ordre humanitaire ou moral. D'ailleurs, la reproduction, qui est pour ainsi dire fatale, est habituellement tellement rapide dans son évolution, qu'il est impossible d'étudier le siège et le nombre initiaux des néoplasmes secondaires. Il est donc naturel que nous écrivions : les carcinomes mammaires circonscrits, en noyau bien limité, récidivent sous forme de nodosités à peu près constamment multiples, si on veut bien accorder pour l'apparition de ces nodosités multiples une période de quinze jours à un mois environ.

Cette question de nombre mise à part, les récidives locales se présentent avec des caractères fort divers, qui permettent d'en reconnaître un grand nombre de types. Nous indiquerons seulement quelques-uns de ces types. Quand ils apparaissent dans la plaie, les nodules se montrent, soit uniquement sur les bords, soit en même temps sur le fond, et revêtent l'aspect de granulations plus pâles, plus dures que les bourgeons charnus de bonne nature. Ils se développent en général très vite. On a rarement l'occasion de les observer de nos jours, car la réunion immédiate primitive est devenue la règle dans les amputations du sein. Lorsque la réunion est complète, c'est au bout d'un temps variable, qu'on voit paraître un ou plusieurs nodules à la fois, qui s'accroissent d'une façon continue et s'ulcèrent en général avant d'avoir acquis un volume appréciable. « Quelquefois ils siègent exactement au-dessous de la cicatrice ; il semble alors qu'ils proviennent des tissus sous-jacents au-dessus desquels la plaie a eu le temps de se fermer ; très souvent, au contraire, on les rencontre un peu au-dessus ou au-dessous de la cicatrice » (1). Les nodules ne siègent pas avec une égale prédilection dans toutes les régions de la cicatrice ; ils sont rarement intra, presque toujours péricicatriciels. En d'autres termes, ils n'apparaissent pas exactement sur la ligne de suture, mais sur ses confins immédiats et plus spécialement sur la bande de tissu qui la limite inférieurement. Cette dernière zone nous semble plus particulièrement exposée à l'envahissement des nodules secondaires. Dans notre observation VI, ceux-ci se sont montrés dans deux récidives successives sous forme de trois et de quatre noyaux dans la bande péricicatricielle inférieure. Parmi les points d'élection, il faut encore citer l'extrémité externe de la cicatrice mammaire. Lorsqu'on ouvre l'aisselle, on voit paraître parfois des noyaux dans la peau de cette région. Enfin, n'oublions pas de mentionner l'éclosion fort habituelle de nodosités suspectes au niveau des points de suture. Les récidives réellement intra-cicatricielles sont rares ; elles existent cependant et nous en avons observé une, fort curieuse, avec notre maître

(1) KAESER. *Loc. cit.*, p. 39.

M. Tillaux : au voisinage de l'extrémité interne de la cicatrice, existaient de petites nodosités disséminées, tandis que sa partie moyenne offrait une saillie pédiculée, du volume d'une noix, simulant un molluscum, dont le pied, très grêle, s'implantait exactement sur la ligne de suture.

Les noyaux de récidive, tout en étant multiples, sont généralement discrets, répandus en des points divers de la région opérée. Mais, parfois aussi, on assiste à une véritable éruption d'innombrables nodules, envahissant le sein dans sa totalité et le dépassant même. Ces récidives se faisant, suivant l'expression des auteurs allemands, sous forme de squirrhes cutanés, présentent, on le sait depuis longtemps, une signification pronostique extrêmement fâcheuse. Dans d'autres cas, la malade revient avec une ulcération, sans qu'elle ait remarqué une nodosité antérieure; parfois, c'est la cicatrice elle-même qui semble se désunir pour céder la place à un ulcère exhalant une odeur repoussante. Tantôt enfin, ainsi que nous en avons observé un cas (1) chez une femme profondément alcoolique (obs. 3), on ne constate pas de nodosités; il se produit d'emblée et d'une façon aiguë une infiltration carcinomateuse diffuse de la région opérée. Dans le cas auquel nous faisons allusion, l'infiltration avait marché à pas tellement précipités, que la malade se croyait atteinte d'érysipèle.

Les connexions des récidives discrètes, à leur début, ne sont pas moins variables que leur siège. Il en est qui adhèrent intimement à la peau, lui sont, pour ainsi dire, incorporées, et saillent à sa surface ; d'autres ne font aucun relief et ne sont découvertes que fortuitement par la malade ou le chirurgien. Bien que ne proéminant pas au-dessus des téguments, elles peuvent cependant être fusionnées avec eux; mais elles sont alors plus souvent adhérentes au grand pectoral ou même interposées très nettement à la fois entre la surface cutanée et le plan musculaire et parfaitement mobiles sous

(1) Nous devons noter, toutefois, que cette observation est un exemple de carcinome diffus du sein ; nous l'avons reproduite, parce que l'examen histologique a démontré qu'il s'agissait d'un épithélioma diffus, développé, non pas aux dépens de la glande mammaire, mais des glandes sébacées.

la première et sur le second. Toutefois, on a bien rarement l'occasion d'observer les récidives locales à cet état de simplicité ; le plus ordinairement, quand la malade vient consulter, elle porte déjà dans le sein des nodosités ou de gros noyaux, dont on ne peut plus déterminer le siège primitif. Ces noyaux sont le plus souvent solidement fixés au plan musculaire et à la peau ; cependant, leur adhérence au grand pectoral ne nous a pas paru constante.

Nous n'avons pas eu la prétention, dans les lignes qu'on vient de lire, de présenter un exposé clinique complet des récidives locales, de leurs sièges, de leurs caractères objectifs; tous ces points ont, du reste, été traités par Velpeau d'une façon magistrale et nous ne pourrions que copier son livre admirable. Nous avons seulement voulu indiquer quelques-uns des stades initiaux. Nous ne décrirons pas davantage leur marche, soumise aux conditions spéciales, qui ont réglé l'évolution du néoplasme primitif. L'âge, l'espèce histologique, la grossesse, etc., sont, à cet égard, des facteurs qui doivent être pris en considération. Ceci est surtout vrai pour les récidives précoces.

Mais on observe parfois des bizarreries surprenantes : telle opérée est guérie depuis deux ans et même davantage; l'état général reste satisfaisant; puis, tout à coup, sans cause, apparaît une récidive dans la cicatrice, souvent accompagnée de retentissement ganglionnaire, de développement de noyaux carcinomateux dans les viscères ou dans le sein opposé. L'étiologie de ces faits est encore obscure; car, si le traumatisme joue parfois un rôle, bien mis en lumière par M. Nicaise, il est cependant des cas nombreux, dans lesquels aucun trouble local, aucune modification de l'état général ne sont survenus, capables d'expliquer la reproduction néoplasique.

C'est surtout pour les récidives tardives que les exemples sont frappants, et on peut avec Kœnig(1) les diviser, quant à leur évolution, en deux catégories. Dans l'une, le carcinome ne sort, pour ainsi dire, qu'un instant de sa longue léthargie; dans l'autre, son

(1) KOENIG. *Loc. cit.*, p. 466.

réveil est terrible. Kœnig cite deux observations tout à fait caractéristiques à cet égard. La première concerne une demoiselle opérée en 1875 par Rosenbach d'un carcinome mammaire, dont la nature était parfaitement établie. En 1883, sans la moindre cause occasionnelle, apparaît un nodule qui resta très petit et fut également examiné au microscope après son ablation. Puis, pendant deux ans, tout rentre dans l'ordre. En 1885, un nodule, analogue au précédent, se montra dans la cicatrice, sans le moindre retentissement sur les ganglions ou sur l'état général. Voici, au contraire, le cas d'une dame opérée par Kœnig d'un carcinome alvéolaire de la mamelle. Le sein est amputé dans sa totalité, l'aisselle est vidée de sa graisse, mais elle ne renferme aucune glande lymphatique altérée. Cette dame reste guérie pendant dix ans et demi ; puis, elle voit apparaître tout à coup, en 1888, une tuméfaction dans le creux sus-claviculaire, et Kœnig constate l'existence, dans cette région, d'une récidive « colossale », à marche extrêmement rapide.—Des faits semblables, dont il serait facile de grossir le nombre et dont l'interprétation est fort difficile, déjouent tous les calculs que nous pouvons faire au point de vue des guérisons définitives.

La première observation de Kœnig prêterait le flanc à la critique, si l'examen histologique n'était venu lever tous les doutes. En effet, si les récidives, bien développées, à marche envahissante, sont d'un *diagnostic* aisé, il n'en est pas de même des petites nodosités, dont l'accroissement est à peu près insensible. La cicatrice devient parfois le siège de phénomènes fluxionnaires ou inflammatoires ; la mamelle, lorsqu'on a pratiqué seulement l'amputation partielle, est souvent frappée d'accidents semblables, se traduisant par des indurations dites suspectes. Il ne faut donc jamais, dans des circonstances analogues, se hâter d'affirmer la récidive d'un carcinome opéré, d'autant plus que les sarcomes se distinguent surtout par les reproductions in situ. Il convient, pour trancher la question, d'enlever la nodosité et d'en faire l'examen histologique. Kæser (1), dans sa thèse, cite trois faits, qui montrent

(1) KAESER. *Loc. cit.*, p. 52.

bien la ressemblance que peuvent présenter, dans leurs caractères macroscopiques, les nodules bénins et les nodules malins (1). C'est là une nouvelle preuve de la nécessité du contrôle microscopique dans l'étude chirurgicale des tumeurs. C'est, du reste, écrivent MM. Cornil et Ranvier « dans l'étude histologique du néoplasme en récidive qu'on trouvera les renseignements les plus importants sur la nature de la tumeur primitive. Aussi, est-il essentiel de suivre les malades dont la tumeur extirpée une première fois aura été analysée avec soin » (2).

Nous terminerons ce chapitre en jetant un rapide coup d'œil sur les *causes et les mécanismes des récidives locales ;* nous nous abstiendrons à dessein de toute étude historique. Il est de toute nécessité d'envisager séparément, d'une part, les récidives qui surviennent avant trois ou quatre ans, d'autre part, les récidives tardives.

1° *Les récidives, dans le cours des trois premières années qui suivent l'opération*, paraissent bien réellement devoir être classées parmi les récidives par continuation. Jadis, lorsqu'on était mal fixé sur les limites de l'intervention, lorsqu'on pratiquait l'amputation partielle, ces récidives étaient presque toujours immédiates, se produisaient peu de temps après l'opération, parfois déjà avant la cicatrisation de la plaie. On a reconnu qu'elles prenaient naissance aux dépens d'une partie de néoplasme passée inaperçue aux yeux du chirurgien ou ménagée par lui dans la crainte de léser un organe important. Elles résultaient, en un mot, d'une opération imparfaite ou incomplète. C'est alors que, pour éviter ces récidives, on substitua l'amputation totale de la glande mammaire à l'extirpation pure et simple de la tumeur cancéreuse. Les récidives se faisaient néanmoins, moins rapides sans doute, mais à peu près aussi fréquentes, et on en vint à admettre que, si l'ablation macros-

(1) Dans un ordre d'idées semblables, nous rappellerons la difficulté du diagnostic des adénites et des adénopathies dans le cours du carcinome mammaire. Les premières sont rares, mais leur existence est démontrée d'une façon péremptoire par la disparition des engorgements de l'aisselle après l'ablation du néoplasme.

(2) *Loc. cit.*, p. 743.

copique était irréprochable, il n'en était pas de même pour l'ablation microscopique. On s'aperçut que le carcinome du sein tend à envahir promptement la peau, et l'amputation de la mamelle seule fut bientôt remplacée par l'opération de Moore (1), qui n'est autre que l'extirpation totale de la glande avec ablation large de la peau qui la recouvre. Mais, si on connaissait, depuis longtemps déjà, les propagations des cancers, on en saisissait mal le mécanisme. Nous ne rapporterons pas ici les opinions et les travaux qui se sont produits, et nous résumerons seulement une communication récente de Heidenhain (2) de Berlin, au dernier congrès des chirurgiens allemands.

Heidenhain croit avoir remarqué que presque toutes les nodosités de récidive sont fixées au grand pectoral, et il pense avoir trouvé dans le mode d'envahissement de ce muscle la cause essentielle des répullulations locales. Chez les femmes maigres, la face postérieure de la glande mammaire est directement appliquée contre l'aponévrose celluleuse d'enveloppe du grand pectoral ; si des pelotons adipeux viennent s'accumuler à ce niveau, ils ont pour effet de soulever le corps même de la mamelle ; mais ils agissent inégalement, de telle sorte que quelques lobules glandulaires restent en contact immédiat avec la surface du muscle. Si le développement du tissu adipeux devient plus considérable encore, le fascia pectoral cesse d'exister, en tant que lame distincte ; il se laisse infiltrer par la graisse. Celle-ci peut même pénétrer entre les fibres musculaires, entraînant à sa suite les éléments glandulaires. Si, dans ces conditions, un carcinome apparaît dans la mamelle et qu'on ampute celle-ci, il en résulte que, même en prenant soin de disséquer attentivement le grand pectoral de manière à mettre à nu les fibres charnues, on laisse fatalement entre les faisceaux musculaires des parcelles néoplasiques, qui sont le point de départ des récidives. On devine sans peine la conclusion thérapeu-

(1) The influence of inadaequate operation in cancer. *Med. Chir. Transact.* 1866, p. 225.

(2) Lothar Heidenhain. *Loc cit.* Le mémoire de Heidenhain se trouve en partie traduit dans les *Archives générales de médecine*, nov. et déc. 1889.

tique du chirurgien de Berlin : ablation, dans tous les cas, d'une partie, sinon de la totalité du grand pectoral.

Le mémoire remarquable de Heidenhain a fait grand bruit ; il a incontestablement une haute valeur. Mais nous ne voyons pas pourquoi il recommande avec sollicitude aux chirurgiens de ne pas épargner le grand pectoral ; c'est là une pratique qui est courante chez nous, et tous les maîtres, que nous avons vus pendant notre internat amputer une mamelle cancéreuse, retranchaient la couche charnue la plus superficielle, même quand le néoplasme était complètement mobile sur l'aponévrose et sur le muscle. Lorsque le carcinome adhérait au grand pectoral, ils n'hésitaient jamais à entamer profondément le muscle, de manière à dépasser les limites du mal. La recommandation de Heidenhain est donc superflue, au moins pour une bonne partie des chirurgiens français. Il n'en a pas moins eu le mérite d'insister sur l'importance de ces connexions et nous sommes d'accord avec lui pour admettre que les récidives locales profondes, adhérant ultérieurement aux côtes, envahissant les espaces intercostaux,naissent bien d'après le mécanisme qu'il indique. Mais nous ne pouvons nous ranger à son opinion, lorsqu'il affirme que presque toutes les récidives locales sont fixées à la profondeur et se forment aux dépens d'éléments carcinomateux oubliés par le chirurgien dans l'épaisseur du grand pectoral. Il y a exagération évidente. Oui, il est bien vrai qu'un certain nombre de reproductions sur place reconnaissent pour origine celle que leur assigne Heidenhain ; mais, ainsi que nous l'avons indiqué tout à l'heure en esquissant les caractères objectifs des récidives locales à leur début, lorsqu'elles sont à l'état de nodosités, il en est qui, moins nombreuses assurément, mais incontestables, ne contractent avec le muscle que des adhérences consécutives, et sont primitivement, soit intimement unies avec la peau seule, soit même mobiles dans l'épaisseur du tissu cellulaire souscutané (obs. 4, 7 et 9) (1). Pour celles-là, la théorie de Heidenhain est en défaut.

(1) Une observation analogue est rapportée par M. Desprès. *Bull. Soc. Chir.* 1881, p. 532.

On sait que lorsqu'un noyau néoplasique occupe la glande mammaire, ou plus exactement lorsque les éléments carcinomateux se sont déjà accumulés en un point de manière à constituer un noyau appréciable à la palpation, le reste de l'organe est loin d'être intact. C'est un point parfaitement établi par les recherches de Waldeyer (1). Dans les parties de la glande les plus éloignées en apparence de la tumeur, on peut rencontrer des modifications, véritables avant-coureurs de la dégénérescence néoplasique, caractérisées par une prolifération de l'épithélium des acini et une multiplication des noyaux du tissu conjonctif périacineux. On est donc en droit de dire que le carcinome occupe la totalité de la glande, dès qu'il y a formé une nodosité. C'est donc bien plutôt à une amputation microscopiquement imparfaite qu'il faut attribuer la majorité des récidives locales, et la fréquence de celles-ci ne nous surprendra plus, si on connaît bien les limites de la glande mammaire.

Pour nous faire une opinion à cet égard, nous avons disséqué vingt mamelles (2), et la réalité ne répond pas toujours aux notions classiques. On a dit que « la glande mammaire revêt la forme d'un disque irrégulièrement circulaire, nettement limité en dedans, plus vaguement en dehors » (3), « d'une masse aplatie d'avant en arrière, plus épaisse au centre qu'à la circonférence, qui est inégalement découpée, mais moins irrégulièrement circonscrite en dedans qu'en dehors » (4). Nous avons toujours éte frappé des incisures et des prolongements que présente le pourtour de la glande mammaire. Indépendamment du lobe axillaire, qui a été bien étudié par M. Kirmisson (5), et qui nous a paru constant, nous avons rencontré cinq fois un véritable *prolongement sternal*, sorte de languette effilée qui s'arrêtait à 2 ou 4 travers de doigt de la ligne médiane et qui, dans un cas, venait même se mettre en rap-

(1) Waldeyer. Entwickelung der Carcinome. *Virchow's Arch.*, 1872, t. LV.

(2) Ces mamelles provenaient de deux femmes mortes en couches et de huit femmes âgées de 35 à 50 ans.

(3) Sappey. *Traité d'Anat. descript.*, t. IV, p. 799, 3ᵉ édit.

(4) Cruveilhier. *Traité d'Anat. descript.*, t. II, p. 527, 5ᵉ édit.

(5) Kirmisson. *Bull. Soc. Anat.*, 27 octobre 1882.

port avec la face antérieure du sternum à la hauteur du quatrième espace intercostal.

Hennig (1) et Zocher (2) décrivent un prolongement qui descendrait obliquement en bas et en dehors, nous ne l'avons jamais rencontré dans nos dissections. C'est également en vain que nous avons recherché les glandules mammaires aberrantes signalées par Volkmann. Mais, nous le répétons, presque toujours nous avons vu la circonférence de la glande déchiquetée, découpée en jeu de patience; il existait une véritable intrication entre les lobules glandulaires et les amas graisseux. Nous ajouterons enfin que la forme des glandes mammaires varie d'un sujet à l'autre et même sur une femme d'un côté à l'autre.

Bien que la consistance et la coloration de la glande mammaire fournissent déjà d'excellents renseignements sur les limites de l'organe, le chirurgien, amputant une mamelle cancéreuse, ne devra jamais perdre de vue les contours souvent déchiquetés de la glande, les languettes étroites qu'elle peut pousser dans toutes les directions. On conçoit que ces dispositions anatomiques favorisent singulièrement la naissance d'une récidive locale, car quelques fragments échappent aisément au couteau ou aux ciseaux de l'opérateur. Et, de fait, dans l'examen des tumeurs récidivées, on rencontre souvent, sous le microscope, des acini glandulaires plus ou moins altérés.

Cependant il est incontestable que l'amputation de la mamelle est très fréquemment totale, non seulement macroscopiquement, mais encore histologiquement parlant. Néanmoins, la récidive est la règle. Pourquoi ? C'est que le carcinome mammaire ne se borne pas à envahir d'une façon diffuse, invisible à l'œil nu, toute l'étendue de la glande ; il en dépasse fort souvent les limites et pousse des prolongements continus ou discontinus dans l'épaisseur du derme périmammaire et de la couche cellulo-graisseuse qui enveloppe la glande. Dans ces cas, la reproduction se fera dans ces

(1) HENNIG. Zur Morphologie der weiblichen Brustdrüse. *Arch. f. Gynäkol.*, 1872, tome II, p. 331.

(2) ZOCHER. Disser. Inaug. Leipzig, 1869.

régions périphériques. Nos observations (6 et 7) fournissent deux exemples de ces tumeurs récidivées sur place, on n'y découvre plus trace d'éléments glandulaires. Nous croirons volontiers que ce sont les récidives de ce genre qui forment au début des nodosités mobiles dans le tissu cellulaire sous-cutané.

On voit que la plupart des reproductions locales s'expliquent d'une façon satisfaisante à l'aide des données anatomiques et histologiques, et qu'elles doivent être rangées dans les récidives par continuation du processus carcinomateux. Mais, à côté d'elles, il faut faire une place aux récidives par greffes des éléments néoplasiques. Pourquoi, en effet, les nodules voisins de la cicatrice offrent-ils certains sièges d'élection, tels que son extrémité externe et la bande de tissu qui la limite inférieurement ? Pourquoi, dans des faits bien observés, est-ce dans la cicatrice de la peau axillaire que reparaît le néoplasme ? Les greffes cancéreuses et les auto-inoculations, étudiées par MM. Verneuil (1), Nicaise (2), Sabatier (3), rendent assez bien compte de ces localisations, et nous nous associons pleinement aux conclusions formulées par notre excellent collègue Plicque dans sa thèse (4). Dönitz (5), convaincu que les doigts aident surtout à la dissémination des germes cancéreux, ne touche plus du tout la tumeur ; il la saisit à l'aide de pinces de Museux. Depuis qu'il prend cette précaution, il n'aurait plus observé aucune (!) reproduction dans la cicatrice et dans ses alentours.

2° Nous ne nous appesantirons pas sur le mécanisme des *récidives tardives*, fort bien exposé par M. Heurtaux dans son article du Dictionnaire de Jaccoud (tome 36). Tout se résume, on le sait, à savoir si ce sont là des récidives par continuation, comme les précédentes, ou par répullulation (récidives régionnaires de Billroth),

(1) Verneuil. Auto-inoculation traumatique. *Rev., de Chir.*, 1883, p. 921.

(2) Nicaise. Greffe cancéreuse. *Rev. de Chir.*, 1883, p. 841.

(3) Sabatier. *Congrès français de Chirurgie*. Séance du 17 mars 1888.

(4) Plicque. Thèse citée, p. 38 et seq.

(5) Dönitz. Zur Technik der Operation des Brustkrebses. *Berl. Klin. Wochensch.*, 1888, n° 27.

autrement dit, s'il s'agit d'éléments néoplasiques restés latents pendant une longue série d'années ou d'une tumeur nouvelle, indépendante du carcinome initial.

On a fait valoir bien des arguments en faveur des deux théories ; c'est évidemment entre elles qu'il s'agira de se prononcer ; car, à moins d'admettre que le carcinome de la mamelle puisse être un néoplasme secondaire, nous n'entrevoyons pas la possibilité d'une troisième hypothèse.

Le problème est fort difficile à résoudre. Nous avons indiqué plus haut que ces reproductions tardives sont relativement fréquentes, qu'elles se présentent dans la proportion de 2 0/0 pour les encéphaloïdes, de 6 0/0 pour les squirrhes. Cette particularité n'est pas sans intérêt ; elle semble indiquer que ce sont surtout les formes plus bénignes et moins envahissantes du carcinome qui sont sujettes aux récidives après plusieurs années. C'est un argument en faveur de la théorie qui les considère comme dues à des germes restés inoffensifs durant une longue période, puis reprenant leur vitalité, spontanément ou plus souvent sous l'influence accidentelle d'un traumatisme. Il est une autre remarque qui vient appuyer la précédente hypothèse. Si nous envisageons dans son ensemble le siège des récidives tardives, nous trouvons qu'elles se produisent avec une fréquence surprenante en deux points. D'après les faits que nous avons rassemblés, elles occupent 60 fois p.0/0, la région du sein opéré et 21 fois p.0/0 la mamelle du côté opposé. Les partisans de la répullulation invoquent le « locus minoris resistentiæ ». Nous le voulons bien, mais nous avons peine à croire qu'on puisse ainsi expliquer le chiffre de 60 p. 0/0.

Cependant, tout en penchant vers l'hypothèse qui considère ces reproductions tardives comme dues à une simple continuation du processus carcinomateux, les récidives régionnaires ne sont point hors de cause. « La production de la seconde tumeur peut fort bien être comme la première une manifestation locale de la diathèse néoplasique qui, dans l'intervalle de l'apparition des deux tumeurs, ne s'est pas modifiée chez le sujet qui en est porteur. En un mot il n'existerait, en pareil cas, d'autre lien entre les deux néoplasmes que la cause générale qui les fait éclore » (1).

Malheureusement, nous ne possédons actuellement aucun moyen de distinguer les deux ordres de reproductions carcinomateuses. Il conviendrait peut-être de tenir compte de l'unité ou de la multiplicité des néoplasmes de récidive. Billroth a insisté avec raison sur ce fait que le carcinome circonscrit de la mamelle est unique; nous avons indiqué plus haut que les noyaux secondaires péricicatriciels sont à peu près constamment multiples. Ne pourrait-on pas songer à une récidive par répullulation, lorsqu'elle se présente sous forme d'un néoplasme unique, se prononcer plutôt en faveur d'une récidive par continuation, si elle reparaît en nodules multiples? C'est une simple idée que nous émettons, sans y attacher aucune importance.

Nous ne voulons point terminer ce chapitre sans insister à nouveau, au risque de nous répéter, sur l'utilité, dans l'espèce, de l'étude histologique des carcinomes. On saisit, sans que nous ayons besoin d'entrer dans le détail, la nécessité de soumettre au contrôle du microscope le néoplasme primitif et les tumeurs secondaires, pour voir si elles se présentent sous la même forme histologique. Ne sait-on pas aussi que des néoformations de structure différente peuvent se succéder dans le sein? Nous croyons en somme que beaucoup de récidives dites tardives ne méritent pas ce nom, parce que la tumeur initiale n'a pas été examinée histologiquement. Dans le cas de M. Bazy, par exemple (page 13), tous les signes cliniques étaient en faveur d'un carcinome et cependant il s'agissait d'un fibrome. On conçoit l'erreur qu'on s'exposait à commettre en voyant apparaître au bout de plusieurs années, dans le sein, une tumeur carcinomateuse.

(1) Kirmisson. *Dict. Dechambre,* art. Tumeurs, p. 333.

CHAPITRE IV

Les récidives des carcinomes mammaires considérées dans leurs rapports avec l'étendue de l'opération.

La thérapeutique des cancers du sein a été soumise à des fluctuations sans nombre. Suivant les époques, les chirurgiens ont tour à tour préconisé l'abstention systématique, l'intervention timide, l'ablation à outrance. Même de nos jours, que les indications et contre-indications opératoires sont mieux posées, l'accord n'est pas encore unanime. Quelques rares chirurgiens font encore l'amputation partielle du sein, c'est-à-dire l'extirpation pure et simple du néoplasme, en enlevant les ganglions, s'ils sont manifestement altérés ; d'autres exécutent l'ablation totale de la mamelle, en y joignant l'extirpation au bistouri ou l'énucléation des glandes axillaires ; d'autres enfin, de plus en plus nombreux, pratiquent le curage systématique de l'aisselle ou même des creux sus et sous-claviculaires. Ce sont les récidives envisagées dans leurs rapports avec ces procédés que nous examinons rapidement dans les lignes qui suivent.

On s'étonnera à bon droit de ne point voir figurer ici les caustiques, qui pendant longtemps ont été seuls employés et jouissent encore d'une certaine faveur. Nous avons, pour trois raisons, laissé de côté les carcinomes du sein opérés par ces procédés : d'abord le traitement par les caustiques n'a presque toujours qu'un but purement palliatif ; en second lieu, il tend à disparaître comme méthode curative, depuis que l'antisepsie est venue modifier radicalement les résultats opératoires et supprimer les complications redoutables qui jadis s'abattaient sur les plaies les plus insignifiantes ; enfin, dans presque toutes les observations de carcinomes mammaires traités par les caustiques, il n'est pas fait mention d'examen histologique.

SIÈGES DES RÉCIDIVES	AMPUTATIONS PARTIELLES DU SEIN		AMPUTATION TOTALE					
			Sans ganglions		Avec ganglions		Avec curage	
	Nombre	Proportion pour %	Nombre	Proportion pour %	Nombre	Proportion pour %	Nombre	Proportion pour %
Récidives locales (cicatrice, sein opéré, grand pectoral)….	55	62,5	74	60	82	57,9	128	44,7
Aisselle seule (ganglions)….	9	10,2	24	17,2	11	7,6	16	5,6
Cicatrice et aisselle du même côté….	15	.17	19	13,6	23	15,8	35	12,2
Ganglions sous-claviculaires du côté malade (seuls)….	—	—	—	—	—	—	1	0,3
Ganglions sus-claviculaires du côté malade (seuls)….	1	1,1	1	0,7	3	2	16	5,5
Cicatrice, ganglions axillaires et sus-claviculaires….	—	—	—	—	—	—	7	2,4
Ganglions sous-claviculaires et aisselle….	—	—	—	—	1	0,5	1	0,3
Cicatrice et aisselle du côté opposé….	1	1,1	1	0,7	—	—	1	0,3
Ganglions sus-claviculaires des deux côtés….	—	—	—	—	—	—	1	0,3
Cicatrice et ganglions sus-claviculaires du côté malade….	1	1,1	1	0,7	3	2	7	2,4
Ganglions axillaires et sus-claviculaires du côté malade….	—	—	—	—	3	2	4	1,4
Ganglions cervicaux du côté malade (seuls)….	1	1,1	—	—	1	0,5	1	0,3
Sein du côté opposé….	2	2,2	5	3,6	1	0,6	3	1,0
Cicatrice et sein du côté opposé….	1	1,1	1	0,7	1	0,6	6	2
Cicatrice, sein du côté opposé et les deux aisselles….	—	—	—	1,4	1	0,6	—	—
Foie seul….	—	—	2	1,4	4	2,7	9	3,1
Foie et ganglions sus-claviculaires….	—	—	—	—	—	—	1	0,3
Foie et cicatrice….	—	—	—	—	—	—	3	1,04
Foie et rachis….	—	—	—	—	—	—	1	0,3
Foie et estomac….	—	—	—	—	—	—	2	0,6
Foie, épiploon et ganglions mésentériques….	—	—	—	—	—	—	1	0,3
Plèvres et poumons ; ganglions médiastinaux….	1	1,1	—	—	2	2,7	16	5,6
Plèvres, cicatrice et rachis….	—	—	—	—	—	—	3	0,9
Plèvres et système osseux….	—	—	—	—	—	—	1	0,3
Poumon et rachis….	—	—	2	1,4	—	—	1	0,3
Plèvres et ganglions inguinaux….	—	—	—	—	—	—	1	0,3
Estomac….	1	1,1	1	0,7	3	2	5	1,7
Rate….	—	—	—	—	1	0,6	—	—
Rein….	—	—	1	0,7	—	—	1	0,3
Métastases abdominales à siège indéterminé….	—	—	2	1,4	—	—	3	1,04
Cerveau….	—	—	2	1,4	—	—	2	0,7
Rachis….	—	—	3	2,1	5	3,5	9	3,5
TOTAUX. . …	88		139		145		286	

I

On voudra bien remarquer que nous avons écrit en tête de ce chapitre : « récidives dans leurs rapports avec l'*étendue de l'opération* »; ce titre, nous le justifierons plus loin.

Le tableau de la page précédente contient les *sièges* détaillés des récidives, étudiées d'après toutes les observations que nous avons réunies. Pour pouvoir acquérir une notion d'ensemble, il est utile de le simplifier de la façon suivante :

I. AMPUTATIONS PARTIELLES DU SEIN : 88.

		NOMBRE	0/0
A. Sans ganglions, 69.	Récidive locale. . . .	45	65 0/0
	Récidive ganglionnaire seule.	9	13 0/0
	Récidives locale et ganglionnaire.	11	16 0/0
	Récidives viscérales seules.	4	6 0/0
B. Avec ganglions, 19.	Récidive locale.	10	52 0/0
	Récidive ganglionnaire seule.	2	11 0/0
	Récidives locale et ganglionnaire.	6	32 0/0
	Récidives viscérales seules.	1	5 0/0

II. AMPUTATIONS TOTALES DU SEIN SANS GANGLIONS : 139.

Récidive locale.	74	60 0/0
Récidives axillaires seules.	24	17 0/0
Récidives locales et axillaires.	20	14 0/0
Récidives sus et sous-claviculaires	2	1 0/0
Récidives à distance seules	19	8 0/0

III. AMPUTATIONS TOTALES DU SEIN AVEC GANGLIONS : 145.

	NOMBRE	0/0
Récidives locales.	82	58 0/0
Récidives axillaires seules	11	7 0/0
Récidives locales et axillaires.	23	15 0/0
Récidives sus et sous-claviculaires.	11	7 0/0
Récidives viscérales seules.	18	13 0/0

IV. AMPUTATIONS TOTALES DU SEIN AVEC CURAGE SYSTÉMATIQUE : 286.

	NOMBRE	0/0
Récidives locales.	128	45 0/0
Récidives axillaires seules	16	6 0/0
Récidives locales et axillaires	35	12 0/0
Récidives sus et sous-claviculaires.	38	13 0/0
Récidives viscérales seules	69	24 0/0

Un fait bien connu, qui se dégage de notre tableau comparatif, c'est l'immense majorité des récidives dites locales se produisant dans la cicatrice, dans la peau du sein opéré et dans les muscles pectoraux. La proportion pour 100 varie peu suivant les procédés mis en usage ; le chiffre maximum de 62 0/0 est atteint dans les extirpations simples de la tumeur, ce qui s'explique fort bien aujourd'hui que l'on sait l'importance des fragments glandulaires dans la reproduction des néoplasmes. C'est dans les amputations complètes avec curage de l'aisselle que les récidives sur place ont été le moins souvent observées. Nous trouvons le chiffre de 45 0/0, tandis que la récidive locale est représentée par 62 0/0 dans les ablations partielles du sein, par 60 0/0 dans l'amputation totale sans ganglions, par 58 0/0 dans l'extirpation totale de la mamelle avec ablation des ganglions axillaires malades. Il existe, en faveur de l'amputation totale avec curage, une différence de 13 0/0 sur le nombre des récidives locales. C'est, on le conçoit sans peine, aux ablations larges de la peau, de la glande et du muscle pectoral qu'il faut attribuer les succès plus nombreux obtenus à cet égard par les chirurgiens contemporains.

L'étude des récidives se produisant dans l'aisselle seule ne fournit pas des résultats moins instructifs. Mais, envisagée d'une façon générale, leur fréquence est bien moindre, — quel que soit le procédé opératoire mis en œuvre, — que les récidives locales, et le chiffre maximum de 17 0/0 nous est fourni par les amputations totales du sein sans ganglions, alors que le chiffre exprimant pour le même procédé opératoire le nombre des récidives locales, est de 60 0/0. Du reste, ce serait une erreur de s'imaginer qu'avec les ablations de ganglions, la proportion s'abaisse et tombe à zéro.

Comparons à ce point de vue, les deux procédés actuellement les plus usités, d'une part l'ablation totale du sein avec extirpation des ganglions de l'aisselle lorsqu'ils sont manifestement altérés, d'autre part l'amputation unie au curage, c'est-à-dire à l'extraction de toute la graisse et des ganglions axillaires. Avec le premier modus faciendi, la récidive se fait 7 fois pour 0/0 dans les ganglions axillaires, avec le deuxième seulement 5,6 fois pour 0/0. Dans le premier cas, la reproduction dans cette région s'explique fort naturellement, car l'opérateur ne se propose nullement d'extirper tous les ganglions; dans le second, elle démontre que le chirurgien a laissé en place des tissus déjà altérés. Cependant, pour ces récidives axillaires, il faut établir, nous le dirons plus loin, des distinctions capitales.

Tandis que les récidives dans les ganglions claviculaires s'élèvent à peine au chiffre de 1 1/2 0/0 pour l'amputation partielle sans ganglions, qu'elle atteint le chiffre de 7 0/0 dans l'amputation totale avec ganglions, elle monte au chiffre bien plus fort de 13 0/0 lorsqu'on exécute le curage. Il existe, à mesure que la technique opératoire se perfectionne, une proportion également croissante de reproductions du néoplasme dans les viscères, sans que la cicatrice, l'aisselle ou les ganglions sus-claviculaires soient en même temps atteints de récidive ; ainsi nous obtenons les chiffres de 8 0/0, 13 0/0, 24 0/0. Ces métastases viscérales se produisent presque toutes entre 10 et 18 mois. Il semblerait donc, que le curage de l'aisselle fût en rapport avec une généralisation plus fréquente, se faisant au bout d'un an et demi environ. Mais cette conclusion n'est pas celle que nous avons logiquement le droit de formuler. (Voy. page 77.)

Nous ne dirons rien des *époques d'apparition* des récidives, ou plutôt nous sommes arrivé à cet égard à des résultats négatifs, de telle sorte qu'on ne peut pas dire que celles-ci soient notablement influencées par l'étendue de l'opération. Nous ne ferions guère que répéter ce que nous avons écrit dans un précédent chapitre.

Nous avions espéré, à l'aide des documents que nous avons rassemblés, envisager d'une façon plus approfondie *l'influence de la réunion immédiate et du pansement ouvert sur les récidives.* Malheureusement, les faits dans lesquels les modes de pansement étaient indiqués n'étaient pas assez nombreux pour nous permettre d'en tirer des déductions utiles. Nous ne pouvons donc prendre fait et cause pour les chirurgiens qui soutiennent la nécessité de la réunion immédiate ou pour ceux qui vantent l'utilité du pansement antiseptique ouvert (1). Si on se rappelle ce que nous avons dit de la configuration de la mamelle, de son « étalement, » de ses prolongements ; si on a bien présentes à l'esprit les altérations qui se produisent dans la glande, lorsqu'un noyau carcinomateux y a élu domicile, la rapidité avec laquelle les éléments néoplasiques se propagent dans toutes les directions, mais surtout vers la peau à laquelle ils sont pour ainsi dire constamment unis par des liens tantôt à peine visibles, tantôt extrêmement puissants, si on veut bien se souvenir de la fréquence des récidives locales et de leurs causes habituelles, *on devra, dans l'intérêt de la guérison radicale, éviter toute intervention parcimonieuse, pratiquer une ablation extrêmement large des téguments pour ne pas abandonner dans la plaie des éléments carcinomateux.*

C'est dire que la question de réunion immédiate ne viendra qu'en seconde ligne. Il nous semble cependant qu'elle doit être faite toutes les fois qu'elle sera reconnue possible ; elle met peut-être plus sûrement à l'abri des récidives locales précoces. Dans les auteurs anciens, on rencontre en effet de nombreux faits de reproductions néoplasiques dans les plaies en voie de suppuration ; de nos jours, depuis que la réunion immédiate est pratiquée dans les

(1) Nous renvoyons ici à l'importante discussion qui eut lieu à la *Société de Chirurgie* (séances des 7, 14 et 21 janvier 1886) à la suite d'un rapport de M. Championnière sur une communication de M. Mouchet, intitulée : La réunion primitive dans les amputations du sein.

amputations du sein par la grande majorité des chirurgiens, les récidives locales semblent apparaître à une époque plus tardive. Cette opinion est également celle que soutiennent M. le professeur Le Fort et M. Lucas-Championnière (*Soc. de Chir.* 1881, p. 532). Ils estiment que la suractivité vasculaire entretenue par la suppuration prolongée est favorable à la récidive et qu'il est de bonne pratique de la prévenir au moyen de la réunion.

II

On sera sans doute frappé, à la lecture des points relatifs aux sièges des récidives, des déductions bizarres auxquelles conduit l'étude comparative de l'*étendue de l'opération*. Le curage de l'aisselle en particulier paraît être dans un état d'infériorité évident vis-à-vis de l'énucléation simple des ganglions. Il serait tout à fait erroné de tirer des chiffres précédents une semblable conclusion, si on voulait les appliquer aux récidives envisagées dans leurs rapports avec les *procédés opératoires*. Nous avions songé à les étudier à ce point de vue, mais nous nous sommes heurté à de grosses difficultés et nous n'avons pu dresser de tableaux basés sur des chiffres suffisants pour qu'ils puissent avoir quelque valeur. Beaucoup d'observations portent cette simple mention : curage de l'aisselle ; mais elles ne fournissent pas de renseignements sur l'état des ganglions. Étaient-ils manifestement altérés ? L'aisselle paraissait-elle vide ? Tous ces points méritent d'être bien spécifiés, si l'on veut dans l'avenir se rendre un compte exact de la fréquence, de l'époque d'apparition des récidives, ainsi que du siège qu'elles affectent.

Il importe, en effet, de distinguer avec soin deux espèces de curage, l'un *préventif*, l'autre *thérapeutique ou forcé*. Dans le curage préventif, le chirurgien ouvre de propos délibéré la cavité axillaire pour la vider intégralement de son contenu graisseux. La région ne contient pas encore de glandes lymphatiques macroscopiquement altérées ; mais déjà on y trouve, ainsi que l'a fort bien indiqué notre collègue et ami Potherat (1), un semis de minus-

(1) Potherat. Contribution au traitement des néoplasmes du sein. Communication à la Société médico-pratique. *Rev. Gén. de Clin. et de Thérapeutique*, 14 février 1889, page 103.

cules ganglions, infiltrés d'éléments néoplasiques. L'opération dans ces cas est relativement facile et ne comporte pour la malade aucun danger immédiat. On a quelquefois accusé le curage d'augmenter le degré de mortalité post-opératoire et de ne point élever le chiffre des cures radicales du carcinome mammaire. Avec une antisepsie rigoureuse, cette objection n'est pas justifiée, si elle doit viser le curage préventif, vraiment scientifique tel que l'ont conseillé avec raison d'abord M. Kirmisson (1) dès 1881 et M. Küster, en 1883. Il n'en est peut-être pas de même pour le curage thérapeutique ou forcé. Dans celui-ci, l'aisselle renferme des ganglions macroscopiquement altérés, parfois adhérents à la veine axillaire. Ce genre de curage est certainement plus grave que le premier; il expose à des complications vasculaires, il ne permet que rarement le nettoyage méthodique de l'aisselle.

Nous avons montré plus haut que les amputations totales du sein avec curage de l'aisselle s'accompagnaient de récidive axillaire dans 5,6 0/0 des cas, de récidive sus et sous-claviculaires dans 13 0/0 des cas, enfin qu'elles semblaient hâter la généralisation. Toutes ces particularités s'expliquent aisément, si l'on tient compte de la distinction entre le curage préventif et le curage forcé. C'est au second que sont avant tout imputables les récidives claviculaires et axillaires. Il est en effet très probable qu'avec un paquet ganglionnaire dans l'aisselle, le carcinome s'est déjà propagé plus loin vers les creux sous et sus-claviculaires; les glandes lymphatiques de ces régions offrent alors des altérations analogues à celles qu'on rencontre dans l'aisselle, lorsqu'on y pratique le curage préventif. Dans ces conditions, il est tout naturel que les ganglions claviculaires deviennent le siège fort fréquent des récidives.

Il convient d'ajouter que, lorsque l'aisselle est pleine de ganglions volumineux et indurés, le curage constitue une opération beaucoup plus délicate, qui risque parfois de rester incomplète. On peut oublier quelques petites glandes plongées au fond de la cavité axillaire, le long du bord antérieur du grand dorsal. Mais c'est rarement grâce à elles que se produisent les récidives dans l'aisselle. Nous croyons qu'elles se montrent après le curage, sur-

(1) Kirmisson. *Société de Chirurgie*, 1881.

tout lorsque les ganglions étaient adhérents. En effet, même sous le couvert de l'antisepsie, tout chirurgien, quelque hardi qu'il soit, peut hésiter pour ouvrir la veine axillaire et la réséquer ; il ne s'y résoudra ordinairement qu'à la dernière extrémité, après avoir essayé de décoller le ou les ganglions fusionnés avec la paroi vasculaire. S'il y réussit, il abandonnera souvent, adhérentes aux vaisseaux, quelques particules de tissu carcinomateux qui constitueront le point de départ d'une récidive.

Les opérations avec curage semblent, disions-nous, favoriser la généralisation : ainsi énoncée, cette assertion n'est nullement admissible. Le curage préventif ne saurait en aucune façon être incriminé. Si nos tableaux renferment, pour les amputations mammaires avec curage, un nombre plus élevé de métastases viscérales que pour les ablations de la glande simple avec énucléation des ganglions, c'est uniquement parce que la grande majorité des observations que nous avons mises à contribution sont empruntées aux mémoires allemands. Les chirurgiens d'outre-Rhin sont opérateurs à outrance, ils interviennent même quand les ganglions sus-claviculaires (Helferich) forment déjà des amas volumineux, et, dans ce cas, nous le savons, une dissémination lointaine des éléments néoplasiques s'est ordinairement déjà produite.

Telles sont les remarques que nous devions présenter pour expliquer les particularités consignées dans les précédents tableaux et les motifs qui, actuellement encore, rendent impossible, d'après des données statistiques suffisantes, l'examen des récidives dans leurs rapports avec les procédés opératoires mis en œuvre. Il faudra à l'avenir, pour qu'une semblable étude puisse être profitable :

1° Noter avec grand soin l'état du système ganglionnaire ;

2° Distinguer le curage préventif et le curage forcé ;

3° Indiquer, pour les récidives axillaires, après quelle variété de curage elles sont survenues ;

4° Faire, dans les observations, la même mention pour les récidives sus et sous-claviculaires ;

5° Enfin, dans tous les cas, préciser la date d'apparition des récidives ganglionnaires.

CHAPITRE V

Une des voies d'extension du cancer du sein. — Les lymphatiques de la région mammaire.

Le carcinome de la mamelle, comme celui des autres organes, peut s'étendre en suivant les voies les plus diverses. Les histologistes ont montré la part qui revient aux vaisseaux lymphatiques, au tissu conjonctif, dans la propagation continue ou discontinue du cancer. On a beaucoup étudié la dissémination vers les régions superficielles ; mais l'extension vers la profondeur, vers la cavité thoracique, bien connue cependant, mérite, elle aussi, d'être envisagée en détail. C'est ce que nous nous proposons de faire dans ce chapitre. Les vaisseaux lymphatiques jouent dans le transport des éléments carcinomateux un rôle important, reconnu par tout le monde. Aussi commencerons-nous par la description des vaisseaux absorbants de la mamelle normale et de leurs voies de déversement.

I

ANATOMIE DES LYMPHATIQUES DE LA RÉGION MAMMAIRE

Les notions que nous possédons sur ce sujet semblent être définitivement acquises, si on consulte nos ouvrages classiques. Rien n'est en réalité moins bien défini et plus incertain. Et n'allons pas croire que ce soient uniquement les fines ramifications, les réseaux d'origine qui soient en cause ; on discute même sur le trajet des gros troncs absorbants et sur les ganglions auxquels ils aboutissent. Il nous suffira, pour justifier cette phrase, de présenter un exposé succinct des opinions qui ont cours sur le trajet des vaisseaux absorbants de la mamelle et des ganglions dont ils sont tributaires.

Historique (1). — Sur la planche 26 de l'atlas de Mascagni (2), on voit les lymphatiques mammaires naître sur la face postérieure de la glande par plusieurs (5-7) troncs, qui se rendent d'abord à un plexus, et, de là, en compagnie de ceux du membre supérieur, vont aboutir aux ganglions de l'aisselle. — Cruikshank (3) divise les lymphatiques dont nous nous occupons en extrinsèques et intrinsèques. Les premiers s'anastomosent avec les lymphatiques de la peau du thorax et représentent les vaisseaux absorbants de la peau du sein. Ils émanent du mamelon, des téguments de la région mammaire et du tissu cellulaire sous-cutané et vont, en définitive, se jeter dans les glandes axillaires. Quelques-uns, passant sur le grand pectoral, seraient tributaires des ganglions sous-claviculaires. Quant aux lymphatiques intrinsèques propres au tissu mammaire, Cruikshank les montre, comme Mascagni, émergeant de la face postérieure du parenchyme glandulaire; mais, de ce point, ils se rendraient, après avoir perforé les espaces intercostaux, aux lymphatiques qui suivent les vaisseaux mammaires internes et iraient se terminer dans les ganglions sternaux (4).

Huschke (5) distingue, d'une part, des lymphatiques qui, satellites des vaisseaux sanguins mammaires internes, se jettent dans les ganglions médiastinaux antérieurs, d'autre part, des lymphatiques qui, nés des parties superficielles de la glande, aboutissent aux ganglions du creux de l'aisselle. L'opinion de Huschke se rapproche, on le voit, de celle de Cruikshank; il n'y a qu'une

(1) Nous avons utilisé, pour cet historique, un bon travail de SORGIUS. Diss. inaug. Strasbourg, 1880.

(2) *Vas. lymphat. corp. hum. Hist. et Iconog.*, 1787.

(3) *Iconographia.*

(4) Ganglions mammaires de Cruveilhier, antérieurs ou présternaux de M. Sappey.

(5) *Encycloped. Anat.* Trad. Jourdan. Paris, 1843.

minime différence ; pour celui-ci, les lymphatiques profonds se jettent dans les ganglions sous-sternaux, pour celui-là, dans les ganglions médiastinaux antérieurs.

Selon Hollstein (1) et Hyrtl (2), les vaisseaux absorbants des mamelles communiquent avec les glandes lymphatiques du médiastin antérieur et du creux axillaire. Quelques-uns d'entre eux se rendraient en outre dans un ou deux ganglions placés au niveau de la clavicule.

Voici, au contraire, comment s'exprime Henle (3) : « De la ma-« melle émergent des vaisseaux lymphatiques superficiels et pro-« fonds ; les uns, au nombre de 2 à 4, naissent par un réseau extrême-« ment délicat à la périphérie de la région mamelonnaire ; les autres, « bien plus forts et plus nombreux, viennent des espaces interlo-« bulaires. Les deux ordres de vaisseaux se réunissent sur le bord « externe de la glande en un faisceau de 6 à 8 troncules qui s'abou-« chent dans un, deux ou trois ganglions axillaires profonds ».

En France et en Angleterre, l'opinion de l'éminent professeur Sappey (4) fait autorité. Nous ne la reproduirons pas ici dans tous ses détails. Qu'il nous suffise de dire que, suivant lui « aucun tronc « ne se détache de la face postérieure, mais tous, sans exception, « se portent de cette face postérieure vers l'antérieure ». Du plexus sous-aréolaire partent « deux troncs seulement, très rarement trois », allant se jeter en général « dans les ganglions les plus rapprochés du bord antérieur de l'aisselle ». Quant aux lymphatiques de la peau qui recouvre la glande mammaire, ils se jettent « tous dans le plexus sous-aréolaire ». Cruveilhier, M. Tillaux, M. Richet, reproduisent à peu près intégralement cette opinion. Nous ajouterons seulement que Giraldès (5) a décrit à la base de la mamelle une grande quantité de vaisseaux lymphatiques qui forment comme un plexus caverneux.

(1) *Lehrbuch der Anatomie*, 5e édit., p. 727.
(2) *Lehrbuch der Anatomie*, 14e édit., p. 795.
(3) *Handbuch der systematischen Anat.*, t. III.
(4) *Tr. d'anat. descript.*, t. II, p. 880, 3e éd.
(5) Cité par Cornil et Ranvier, *Man. d'histol. pathol.*, t. II, p. 730.

Nous ne voulons dire qu'un mot des rapports des vaisseaux absorbants avec les acini glandulaires. Waldeyer (1) a, le premier, décrit des espaces lymphatiques autour des culs-de-sac terminaux. M. Coyne (2) s'est attaché à démontrer que ces espaces sont plutôt périlobulaires que péri-acineux, comme le voudrait Waldeyer. Il a indiqué que ces lacunes sont séparées des acini par du tissu fibreux et a fait remarquer (assertion peut-être trop absolue) que cette disposition « était favorable à la non-extension aux lymphatiques des tumeurs qui restent localisées aux culs-de-sac glandulaires ». Langhans (3) n'admet ni les réseaux péri-acineux de Waldeyer et de Kolessnikow (4), ni les lacunes périlobulaires, telles que les comprend M. Coyne. D'après lui, on réussit à injecter des lymphatiques dans les cloisons interlobulaires ; mais ceux-ci n'ont aucune connexion avec les lacunes, qui sont de simples fentes dans le tissu conjonctif. Les espaces péri-acineux sont, au contraire, acceptés par Creighton (5) ; la preuve, dit-il, qu'ils existent, c'est que dans certaines transformations régressives de la glande mammaire, on rencontre, immédiatement appliqués contre la face externe des acini, des espaces annulaires remplis de corpuscules lymphoïdes.

Recherches. — On le voit, l'accord est loin d'être fait, relativement aux dispositions macroscopiques et aux origines des lymphatiques de la mamelle. Nous ne nous doutions guère de ces discussions, nous l'avouons franchement, lorsque nous avons commencé notre travail, et nous croyions fermement que le système absorbant de la glande mammaire était toujours et exclusivement tributaire des ganglions axillaires.

(1) *Virchow's Archiv.*, 1872, t. 55.

(2) *Soc. Biolog.*, 21 nov. 1874, et LABBÉ et COYNE. *Tr. des tumeurs bénignes du sein.* Depuis, M. le professeur COYNE a publié sur les lymphatiques de la mamelle un nouveau travail (*Sud-Ouest médical.* Bordeaux, 1880), que nous n'avons malheureusement pas réussi à nous procurer.

(3) LANGHANS. Die Lympfgefässe der Brustdrüse und ihre Beziehungen zum Krebse, *Arch. f. Gynäk. VIII*, p. 181, 1875.

(4) KOLESSNIKOW. Die Histologie der Brustdrüsen der Kuh. *Virchow's Arch.*, 1877, t. 70.

(5) CREIGHTON. *Contributions to the physiology and pathology of the breast* London, 1878. Macmillan and C°.

Ce sont les faits pathologiques qui ont tout d'abord éveillé nos soupçons. En lisant des observations de carcinome du sein avec généralisation, nous avons été assez surpris de rencontrer des cas, rares à la vérité, dans lesquels les ganglions axillaires étaient totalement sains. Tout en sachant que le carcinome se généralise surtout par voie veineuse, qu'il se propage parfois par les chemins les plus divers et qu'il peut se jouer des voies anatomiquement préétablies, il n'en est pas moins vrai et bien solidement fondé que l'engorgement ganglionnaire précoce est une des caractéristiques essentielles de cette variété de néoplasmes. Son absence peut s'expliquer, nous le savons ; on conviendra cependant qu'elle étonne au premier abord. C'est la constatation de ces faits, anormaux en apparence, qui nous a amené à reprendre l'étude des lymphatiques mammaires.

Au point de vue qui nous occupe, il est indispensable de diviser la région en trois plans et d'envisager successivement les lymphatiques de la peau du sein et du tissu cellulaire sous-cutané, ceux de la glande mammaire elle-même, enfin ceux du muscle grand pectoral.

A. *Lymphatiques de la peau du sein.* — Ces lymphatiques se rendent dans les ganglions axillaires ; cette opinion est acceptée depuis Fohmann (1), par la plupart des auteurs. Hyrtl, toutefois, mentionne quelques vaisseaux qui se termineraient directement dans les ganglions sous-claviculaires. Nous avons cherché à vérifier ce détail, mais les résultats que nous avons obtenus à cet égard ont constamment été négatifs. Cependant, dans un cas, en injectant le réseau superficiel par le procédé habituel, nous avons vu très nettement deux petits vaisseaux traverser la ligne médiane et s'anastomoser avec les lymphatiques du côté opposé. Dans un autre cas, en piquant la peau de la partie interne du sein gauche, le mercure a filé jusqu'aux ganglions axillaires droits. Nous avons à plusieurs reprises essayé de retrouver ces dispositions, mais nous ne les avons plus rencontrées. Il n'est cependant

(1) Fohmann. *Mémoire sur les vaisseaux lymphatiques*. Liège, 1833.

pas invraisemblable de supposer qu'il peut se faire un véritable entre-croisement sur la ligne médiane. Ne sait-on pas qu'une telle communication existe pour la langue, les lèvres, pour tout le système absorbant de la face et du crâne, et que des faits bien observés ont démontré la possibilité d'un engorgement ganglionnaire croisé dans un certain nombre d'épithéliomas de la langue et des lèvres ? M. le professeur Sappey n'a-t-il pas signalé un pareil entre-croisement pour les lymphatiques superficiels du dos et de la nuque ?

B. *Lymphatiques de la glande mammaire.* — On se heurte à de grosses difficultés lorsqu'on veut injecter les absorbants de la glande mammaire. Les anatomistes sont unanimes à le reconnaître. Jamais on ne réussit à remplir l'ensemble du système lymphatique de cet organe. Très souvent même, on échoue totalement, sans qu'on puisse fournir de cette particularité une explication satisfaisante. Il est nécessaire de choisir des glandes mammaires bien développées, que nous avons étudiées, les unes fraîches, les autres après macération dans une solution de bichromate d'ammoniaque à 2 0/0 ou d'hydrate de chloral à 4 0/0. Nous avons examiné dix glandes, mais dans deux cas seulement, nous avons réussi à mettre en évidence les points sur lesquels nous désirons appeler l'attention.

Il est parfaitement exact de répéter avec le professeur Sappey que les lymphatiques glandulaires se rendent aux ganglions axillaires et qu'ils forment seulement deux à trois troncs et non sept ou huit ; il est vrai aussi qu'ils convergent de la face postérieure vers la face antérieure de l'organe, et nous n'avons pas vu le réseau que décrit Giraldès. Mais, en soulevant doucement la mamelle de façon à apercevoir sa face pectorale et en piquant à ce niveau, nous avons réussi, dans deux cas, à injecter des vaisseaux qui étaient bien des lymphatiques, munis de renflements valvulaires et offrant un aspect moniliforme. Ils émergeaient au niveau de la face postérieure et interne de la glande, serpentaient dans le tissu cellulaire, pour prendre ensuite une direction rectiligne, remonter en haut et en dedans, perforer l'espace intercostal, immédiatement à côté du sternum. De ce point, ils pénétraient dans le thorax et se jetaient en définitive dans les ganglions qui accompagnent les vaisseaux mammaires internes.

Dans l'un de ces cas, en piquant à plusieurs reprises la face postérieure de la glande sur des points variables, nous avons vu deux vaisseaux lymphatiques qui, après être restés accolés au parenchyme, s'en détachaient et allaient se diriger en dedans vers le sternum. Ils venaient se joindre aux artères perforantes antérieures et allaient traverser les 3e et 4e espaces intercostaux. En enlevant le plastron sternal, nous avons trouvé le mercure remplissant les ganglions qui longent les vaisseaux mammaires internes.

Dans le second cas, un vaisseau traversait semblablement la paroi thoracique, grâce à un orifice fibreux, ménagé dans la partie interne du grand pectoral. Un autre vaisseau, affectant une direction semblable, était incomplètement injecté et le mercure s'arrêtait brusquement au niveau d'une valvule, au point même où le lymphatique plongeait dans la cage thoracique.

Sur un troisième sujet, nous avons obtenu, en piquant les téguments qui recouvrent la glande mammaire, un beau réseau, qui est bien celui décrit par M. le professeur Sappey, mais nous avons trouvé aussi quelques lymphatiques qui plongeaient dans la profondeur et se dirigeaient vers la partie interne des espaces intercostaux. Ce point de détail mérite d'être signalé. Il est possible qu'une partie des téguments seuls de la région mammaire déversent leur lymphe dans les ganglions médiastinaux et que les vaisseaux absorbants des glandes mammaires proprement dites se jettent réellement tous dans les ganglions axillaires. Dans ce cas, en effet, il y aurait simplement des anastomoses entre les lymphatiques tégumentaires et les lymphatiques glandulaires. Il serait intéressant de savoir si les ganglions mammaires internes ne sont envahis par les éléments carcinomateux, que lorsque le néoplasme s'est propagé à la peau, ou si leur infection est indépendante des adhérences cutanées. Mais cette question ne saurait actuellement être tranchée.

Voilà ce que nous avons vu, et ces points, nous le reconnaissons volontiers, méritent de nouvelles recherches, car les nôtres ne sont pas encore assez nombreuses pour être concluantes. Cependant, nous croyons pouvoir affirmer que, *si les lymphatiques de la glande ou de la région mammaire vont presque tous aboutir aux glandes de l'aisselle, il en est quelques-uns qui ne sont point tributaires de cet amas ganglionnaire et qui vont directement traverser la paroi thoracique pour se jeter dans les ganglions mammaires internes*. Cette disposition n'a rien qui puisse nous surprendre. Elle est conforme à celles qu'affectent dans leur trajet l'immense majorité des vaisseaux lymphatiques profonds. Ne sait-on pas qu'ils sont presque tous satellites des paquets vasculo-nerveux et qu'ils suivent les artères, pour ne les quitter qu'à leur terminaison?

L'artère mammaire interne est d'un calibre assez notable, qui augmente encore chez la femme au moment de la lactation. Tout le monde sait qu'elle devient grosse comme la radiale, et ses branches mammaires suivent un développement parallèle à celui du tronc principal. Cette artère fournit, au moment où elle paraît dans les espaces intercostaux, et, plus exactement, immédiatement au-dessous du bord inférieur de la côte qui forme la limite supérieure de ces espaces, un certain nombre de branches, parmi lesquelles se trouvent les artères intercostales antérieures, les artères nourricières du sternum, enfin les artères perforantes qui naissent fréquemment par un tronc commun avec les précédentes. Quoi qu'il en soit, ces branches perforantes se dirigent d'arrière en avant, perforent les espaces intercostaux, au niveau des insertions sternales du muscle grand pectoral, fournissent de nombreux rameaux à ce muscle et s'épuisent dans la région mammaire. « Ces derniers ramuscules, écrit M. Sappey, se dirigent de dedans en « dehors, pour cheminer ensuite, les uns sous la glande mam- « maire, qu'ils pénètrent par sa face profonde, les autres plus « nombreux dans l'épaisseur de la couche adipeuse sous-cutanée. » Nous ajouterons que chacune de ces artères est accompagnée de deux veines.

Or, dans le cas où il nous a été donné de voir les lymphatiques pénétrer dans le thorax, ils accompagnaient très évidemment les vaisseaux perforants dont nous venons de parler, et nous avons tendance à croire que tous les rameaux perforants antérieurs doivent être escortés de lymphatiques semblables ; de telle sorte qu'à notre avis, une certaine partie des vaisseaux absorbants de la glande ou de la région mammaire doit être tributaire des ganglions intra-thoraciques. Cette opinion va à l'encontre des données classiques en France et également à l'étranger, ainsi que l'attestent les mémoires de Langhans (1) et de Sorgius (2). Nous nous trouvons en contradiction avec les anatomistes les plus éminents ; mais les vaisseaux absorbants que nous avons vus, nous ont semblé tellement nets, qu'il faudrait, nous paraît-il, modifier nos idées actuelles sur les voies de déversement des lymphatiques mammaires. Il est possible que nous fassions erreur, et nous voudrions que d'autres vérifiassent ce point spécial. Mais, si nous nous trompons, nous sommes en bonne compagnie. Nous avons indiqué plus haut l'opinion de Huschke, celle de Hyrtl. Voici comment s'exprime Arnold (3) : « Les troncs absorbants de la glande mammaire se dirigent les « uns en haut et en dehors vers les ganglions de l'aisselle, les « autres se portent aux lymphatiques intra-thoraciques ». De plus, nous avons commis tout à l'heure une injustice à l'égard de Henle, en écrivant qu'il faisait aboutir tous les lymphatiques de la glande mammaire aux ganglions axillaires ; car, en lisant plus minutieusement son admirable ouvrage, nous avons trouvé, non pas à propos des lymphatiques glandulaires, mais dans la description des ganglions du thorax (4), le passage suivant qui est tout à fait significatif. Nous traduisons textuellement :

« Les ganglions sternaux (présternaux de Sappey, mammaires de Cruveilhier), au nombre de 8 à 10, en général un par espace intercostal, entourent à partir de l'appendice xiphoïde, à côté

(1) *Loc. cit.*

(2) SORGIUS, *Die Lympfgefässe der weiblichen Brustdrüse*, Inaug. Dissertat. Strasbourg, 1880.

(3) ARNOLD. *Anatomie des Menschen*, p. 332.

(4) *Loc. cit.*, t. III. Angéiologie, p. 459.

duquel ils sont inclus dans la gaîne du grand droit, les artères et veines mammaires internes et viennent en haut se continuer avec les ganglions cervicaux inférieurs. Leurs vaisseaux afférents viennent du droit abdominal, de la partie antérieure du diaphragme et des espaces intercostaux, *enfin du bord interne de la glande mammaire*, ces derniers perforant la paroi thoracique. »

Enfin, tout récemment, nous parlions de ces lymphatiques perforants et de la difficulté qu'on éprouve à les injecter, à notre maître, M. Poirier, chef des travaux anatomiques, dont personne ne contestera la compétence en cette matière. Voici la note qu'il a bien voulu nous remettre à ce sujet : « J'ai souvent essayé « d'injecter les lymphatiques de la mamelle et je ne suis jamais « arrivé à obtenir une injection totale. Il est assez facile d'obtenir « des résultats partiels, même alors qu'on agit sur des glandes « en dehors de l'état de lactation ; les gros troncs qui se dirigent « vers l'aisselle peuvent être assez facilement poursuivis.

« Deux fois, il m'est arrivé, en piquant directement des troncs « placés sur la face profonde de la glande mammaire, dans le « tissu celluleux qui la sépare du grand pectoral, de voir le « mercure pénétrer de petits troncs lymphatiques qui s'enfon- « çaient dans l'épaisseur du grand pectoral, près des insertions « sternales de ce muscle. J'ai pu suivre l'un de ces troncs, bien « qu'il fût très petit ; je me suis assuré qu'il traversait la paroi « thoracique à peu de distance du bord sternal des vaisseaux « mammaires internes et qu'il se rendait dans un gros tronc lym- « phatique accolé aux veines mammaires internes et remontant « avec elles jusqu'aux ganglions placés à la partie inférieure et « profonde du cou. Le long de ces gros lymphatiques mammaires « internes, qui reçoivent les lymphatiques des espaces inter- « costaux, on trouve deux et quelquefois trois petits ganglions.

« Je crois pouvoir conclure de ces faits que les lymphatiques « de la mamelle s'anastomosent avec les lymphatiques de la paroi « thoracique. Il n'y a pas de raison pour qu'une infection se « faisant par la voie lymphatique, ne prenne dans certaines cir- « constances, la voie de ces anastomoses. Le cancer de la glande

« mammaire, lorsqu'il a envahi le grand pectoral, doit souvent « prendre cette voie. J'ai eu l'occasion de m'entretenir de ces faits « d'anatomie normale avec M. Coyne; il les trouve en concordance « parfaite avec ce que ses travaux sur l'anatomie pathologique « nous avaient révélé. »

Pourquoi ces lymphatiques perforants sont-ils si difficiles à mettre en évidence ? Il est malaisé de le dire. On sait, cependant, qu'en dehors de la grossesse et de la lactation, les artères et veines mammaires internes, ainsi que leurs rameaux perforants glandulaires, diminuent considérablement de volume. Ne pourrait-on pas supposer que les lymphatiques qui les accompagnent subissent, eux aussi, dans ces conditions, une atrophie considérable qui en rend l'injection difficile ou même impossible?

C. *Lymphatiques du muscle grand pectoral.*—Il est important de savoir où se rendent les vaisseaux lymphatiques de ce muscle, car on connaît la fréquence avec laquelle il est envahi dans le cours du carcinome mammaire. Il s'agit toujours d'une propagation de proche en proche par l'intermédiaire du tissu conjonctif et peut-être des gaînes celluleuses qui entourent les branches perforantes des nerfs intercostaux. La fibre striée finit par être transformée en un cordon de cellules carcinomateuses, parfois encore entouré par la gaîne de l'élément musculaire. Notre observation 10 en fournit un bel exemple. Cependant, il est possible que le néoplasme, arrivé dans le corps charnu, continue sa marche vers la profondeur, non seulement en gagnant successivement le tissu sous-pleural, la plèvre, voire même le poumon et le péricarde, mais qu'il fasse irruption dans les vaisseaux lymphatiques du grand pectoral. Kaeser (1) admet implicitement leur existence : « Il existe, écrit-il, des vaisseaux lymphatiques, allant du muscle pectoral à l'aisselle ; lors donc qu'une tumeur aura atteint ce muscle, elle pourra se propager aux ganglions axillaires sans que la peau soit atteinte .» Nous ne pouvons souscrire à une pareille assertion, car nous n'avons, malgré nos efforts, pu découvrir aucun lymphatique allant aux ganglions sus et sous-claviculaires, ainsi

(1) KAESER. *Etude clinique sur le cancer du sein.* Thèse, Bâle, 1880, p. 28.

que l'a indiqué Hyrtl, ou aux ganglions axillaires, comme le veut Kaeser ; nous ne pouvons donc pas nous prononcer ; mais, si nous devions opter pour l'opinion de l'un de ces deux auteurs, nous pencherions plus volontiers pour celle de Hyrtl, car la plupart des artères du muscle viennent de l'axillaire, au-dessus du petit pectoral et par suite des ganglions de l'aisselle, et il n'y a aucune raison pour que les lymphatiques de ce corps charnu fassent exception à la loi presque générale qui régit le trajet des vaisseaux absorbants profonds. Toutefois ce n'est là qu'une hypothèse et nous la donnons pour ce qu'elle vaut.

Nous ne dirons rien de la topographie des ganglions axillaires, qui a été si bien étudiée par MM. Kirmisson (1) et Poirier (2), aux travaux desquels il nous suffira de renvoyer. Suivant Sorgius, « les cordons lymphatiques efférents de la glande mammaire, après s'être réunis en faisceau, se jettent l'un dans l'autre, diminuent ainsi de nombre à mesure qu'ils augmentent en volume, et vont finalement, en suivant un trajet bien connu, se rendre dans un ou deux ganglions au maximum, placés sur la paroi interne de l'aisselle, sous le grand pectoral, sur la troisième digitation du grand dentelé, c'est-à-dire sur la troisième côte, ou un peu plus bas dans le troisième espace intercostal. Quand ces ganglions sont un peu gros, le pectoral les recouvre totalement, lorsqu'il est bien développé ; ils font, au contraire, une faible saillie sous son bord inférieur, quand le sujet est peu musclé. Ces deux ganglions, qui représentent les seuls aboutissants des lymphatiques de la glande mammaire, communiquent par des tronculcs avec tous les autres ganglions du creux axillaire ; mais ils donnent naissance aussi à plusieurs troncs, dont la plupart remontent sous le petit pectoral, se dirigent en haut et en avant et côtoient la veine axillaire ».

La description de Sorgius est assez exacte ; cependant il nous a semblé que sur la paroi interne de l'aisselle, on trouvait fré-

(1) E. KIRMISSON. Note sur la topographie des ganglions axillaires, lue à la *Société Anatomique* le 27 octobre 1882.

(2) POIRIER. Notes anatomiques sur l'aponévrose, le ligament suspenseur et les ganglions de l'aisselle. *Progrès médical*, 1888, p. 68.

quemment plusieurs ganglions échelonnés depuis le deuxième jusqu'au quatrième espace intercostal. Ces ganglions s'anastomosent avec le groupe postérieur de M. Kirmisson, placé le long du bord antérieur du grand dorsal, sur le trajet des vaisseaux et nerfs scapulaires inférieurs. Ces rapports intimes des glandes lymphatiques avec les grosses veines sous-scapulaires, avec les nerfs sous-scapulaires, avec ceux du grand rond et du grand dorsal, ne doivent pas être perdus de vue, lorsqu'on fait la toilette de l'aisselle. Küster (1) a insisté sur ces connexions intimes ; et il est beaucoup d'observations d'amputation du sein avec curage axillaire, dans lesquelles il a noté que les malades ont guéri en conservant une gène plus ou moins prononcée dans les mouvements de l'épaule et du bras. Il est très possible que la section de ces nerfs, notamment de la branche du grand rond, contribue dans une certaine mesure à empêcher l'abduction et l'élévation du bras. Mais, d'une part, l'innervation du deltoïde, auquel sont surtout confiés ces mouvements, reste à peu près constamment intacte ; d'autre part, nous n'avons relevé aucune observation, dans laquelle cette gêne de la motilité du membre supérieur avait accompagné l'extirpation pure et simple des ganglions au bistouri ou aux ciseaux. C'est toujours après le curage systématique de l'aisselle que ces accidents surviennent. Aussi nous semblent-ils imputables, bien moins à une lésion nerveuse, comme l'admet Küster, qu'aux adhérences contractées avec les parties profondes et avec le squelette par les téguments du creux axillaire, totalement privé de ses ganglions et de son abondant contenu cellulo-graisseux. Il n'est pas rare de rencontrer de petits ganglions immédiatement derrière le bord antérieur du grand dorsal, et on peut parfois en injecter qui sont enchâssés, pour ainsi dire, dans la rainure que forment la paroi latérale du thorax et la face profonde de l'omoplate. La profondeur, à laquelle sont parfois relégués quelques ganglions le long de la paroi interne de l'aisselle, ne doit jamais être perdue de vue, lorsqu'on explore la région. Pour en faire un examen complet, il

(1) Kuester. Die Schonung der Nervi subscapulares bei Ausraümung der Achselhöhle. *Centr. f. Chir.*, 1887, n° 11, p. 143.

convient, ainsi que nous l'a enseigné notre cher maître M. Le Dentu, de procéder de la façon suivante : la malade étant debout, le chirurgien se place en face d'elle et la palpe, la paroi axillaire interne droite avec les doigts de la main gauche, la paroi gauche à l'aide de ceux de la main droite, après avoir préalablement fait poser sans raideur sur son épaule la main de la malade qui correspond à l'aisselle qu'on veut explorer.

Nous ajouterons que dans deux cas, nous avons remarqué des vaisseaux lymphatiques qui émanaient de la région mammaire, décrivaient une courbe sous les ganglions internes de l'aisselle, n'affectaient aucun rapport avec ceux-ci, remontaient en avant des veines sous-scapulaires, pour s'aboucher directement, en longeant la veine axillaire, dans les ganglions sous-claviculaires. Nous rappellerons enfin, il est essentiel de le retenir, que non seulement les ganglions, mais aussi le cordon lymphatique axillaire (1) sont enfouis dans une masse épaisse de tissu cellulo-adipeux (2).

(1) On désigne sous ce nom, l'ensemble des vaisseaux lymphatiques qui, groupés en faisceau, se rendent de la mamelle aux ganglions axillaires. Ce cordon apparaît au niveau du prolongement externe de la glande et contient toujours (Kirmisson) un ou deux ganglions isolés.

(2) Sans parler des ganglions qui confinent au lobe axillaire de la mamelle, il est des cas curieux, dans lesquels toute la masse ganglionnaire de l'aisselle, attirée, pour ainsi dire, par le tissu celluleux dans lequel elle est noyée, peut quitter sa situation, se placer sur la paroi antéro-latérale du thorax et en imposer à première vue pour un néoplasme de la glande mammaire. Nous avons observé un fait de ce genre ; le voici résumé :

Salvani, Augustine, 58 ans, couturière, entre le 4 février 1889, salle Gosselin, lit n° 11, à St-Louis, service de M. Le Dentu. Cette femme a été amputée du bras droit, en avril 1888, par M. Tuffier, pour une tumeur blanche du coude. Elle se présente aujourd'hui avec une grosseur, qui est apparue depuis un mois. Celle-ci occupe la paroi thoracique antéro-latérale du côté droit, elle est à cheval sur le bord inférieur du grand pectoral, auquel elle n'adhère pas. Allongée, à grand axe vertical, elle confine immédiatement à la mamelle qui est bien développée et semble au premier abord faire corps avec elle. Toutefois, on l'en sépare assez aisément par le doigt et la consistance qu'elle présente. Elle est fluctuante en plusieurs points, indolente à la pression, avec surface grossièrement lobulée. L'aisselle est vide. L'ablation de la tumeur a été pratiquée le 19 février. L'examen a démontré qu'elle se composait d'une quinzaine de ganglions lymphatiques, caséeux pour la plupart. Une observation analogue à la précédente est rapportée par Buchanan : Case of enlarged caseous gland, simulating a mammary tumour. (*Glasgow Med. Journ.*, 1884, t. 21, p. 47).

II

On voudra bien nous pardonner cette longue excursion dans le domaine de l'anatomie normale. Elle était indispensable ; car, dans l'espèce, il était fort important de savoir si, en suivant la voie lymphatique, le transport des éléments carcinomateux se fait exclusivement par la voie axillaire ou s'il peut également s'effectuer d'emblée vers le thorax. Nous croyons avoir montré que, si la question de l'abouchement des lymphatiques mammaires dans les ganglions médiastinaux antérieurs (Huschke), dans les ganglions cervicaux inférieurs et profonds (Poirier) dans les ganglions mammaires internes (Henle) était loin d'être résolue et appelait de nouvelles recherches, il est du moins incontestable qu'une partie de la lymphe venue de la glande ou de la région mammaire pénètre par un chemin direct dans la cavité thoracique, sans traverser les ganglions axillaires. Mais ce chemin est fort étroit, comparé à la large voie de déversement, représentée par le cordon lymphatique axillaire. Et nous croyons exprimer fidèlement notre pensée en disant : De même qu'au point de vue physiologique, les glandes de l'aisselle représentent l'aboutissant essentiel des lymphatiques mammaires, de même c'est sur elles avant tout et presque toujours que retentissent les néoplasmes ; mais, dans certains cas exceptionnels, dont la raison nous est d'ailleurs parfaitement inconnue, il semble qu'il y ait dérivation du courant normal vers la cavité thoracique, et, dès lors, le carcinome de la mamelle pourra affecter dans son évolution, dans ses modes de propagation, des particularités anormales. Dans d'autres cas, c'est tout à la fois vers l'aisselle et vers le thorax ou même exclusivement vers ce dernier que se fera la dissémination des éléments néoplasiques ; mais, nous tenons à le répéter, pour qu'on ne se méprenne pas sur notre pensée, la propagation du carcinome vers les espaces intercostaux, vers les plèvres, les ganglions médiastinaux même, enfin vers le foie et la rate, doit s'effectuer, lorsqu'elle se produit, sans doute principalement par l'intermédiaire du tissu conjonctif, et les lymphatiques perforants ne jouent dans le transport qu'un rôle accessoire. Ce qui tend du reste à le démontrer, c'est que, dans beaucoup de faits, cette extension ne s'était pas produite sans que le néoplasme fût immobile, adhérent au muscle sous-jacent (1). Cette fusion semblerait donc une condition sine quâ non de cette propagation, mais ce n'est là qu'une hypothèse, et il faudra à l'avenir s'occuper soigneusement de ce détail, pour élucider ces points obscurs qui nous occupent. Nous avons depuis longtemps songé à injecter le système vasculaire d'une mamelle cancéreuse ; mais nous n'avons pas eu l'occasion de faire une seule autopsie de carcinome du sein ; et c'est uniquement par ce moyen qu'on pourra étudier les faits et combler les desiderata de la question. Ne disposant d'aucun document personnel, nous ne saurions aborder ce problème. Nous voulons seulement indiquer ici quelques *déductions anatomo-pathologiques* qui se dégagent des notions anatomiques que nous avons exposées plus haut.

A. — Billroth raconte, dans son Traité des affections de la mamelle, deux faits de Volkmann, relatifs à des carcinomes mammaires au début ; dans l'un, les deux aisselles étaient prises ; dans l'autre, le noyau néoplasique occupait la partie interne du sein gauche ; l'aisselle correspondante était libre, mais celle du côté opposé était remplie par une tumeur ganglionnaire. L'ablation du carcinome et des ganglions fut pratiquée, et ceux-ci, soumis à l'examen histologique, avaient bien la texture de la tumeur primitive. A moins d'admettre une infection simultanée de la mamelle et de l'aisselle, hypothèse peu probable, on voit que cette singularité s'explique sans peine par le processus habituel qui préside à l'infection des ganglions axillaires, si on se rappelle, que dans un certain nombre de cas, les lymphatiques peuvent dépasser la ligne médiane et avoir leur origine du côté opposé du corps. Ainsi les ymphatiques de la partie interne du sein droit pourraient parfois se jeter dans les ganglions axillaires gauches et inversement. Cette

(1) Cette fusion est-elle importante pour apprécier le pronostic des opérées ? Sur 36 cancers adhérents aux muscles enlevés par Sprengel, 2 seulement n'avaient point récidivé au bout de 3 ans.

particularité nous indiquerait encore, s'il en était besoin, la nécessité, dans tout cancer de la mamelle, d'explorer attentivement le sein et l'aisselle du côté opposé.

B. — Il est très rare que le carcinome mammaire évolue sans s'accompagner à un moment donné d'adénopathie axillaire. Voici cependant quelques faits qui prouvent péremptoirement la possibilité d'une semblable exception :

I° (HENRY. *Loc. cit.*, p. 40). Une femme, âgée de 40 ans, présente depuis plusieurs années un noyau du volume d'un œuf dans le sein droit ; il n'existe pas trace d'engorgement ganglionnaire dans l'aisselle. La mamelle est amputée, et le doigt, pendant l'opération, explore l'aisselle ; on ne sent aucun ganglion. Le noyau enlevé est examiné par Waldeyer ; il s'agissait d'un squirrhe. Exeat un mois environ après l'opération. 15 jours après sa sortie, récidive dans les ganglions sus-claviculaires. Pas de ganglions dans l'aisselle. Le néoplasme ganglionnaire augmente rapidement de volume ; et en août 1875, c'est-à-dire 8 mois après l'amputation du sein, la malade succombe avec de l'œdème des membres inférieurs et une hydropisie du péritoine.

II° (KAESER. *Loc. cit.*, p. 25). Une femme, âgée de 40 ans, est opérée en juillet 1871 d'un carcinome (l'examen histologique a été pratiqué) du sein gauche, ulcéré au centre. Pas de tuméfaction des ganglions axillaires. L'affection remontait à 2 ans 1/2. A l'autopsie : cancer du sein et du poumon, maisl pase moindre ganglion dans l'aisselle.

III° (KAESER. *Loc. cit.*, p. 25). Une femme de 45 ans, est opérée en septembre 1872 d'une tumeur mobile, comme une noix, dans le sein gauche. Pas de ganglions. Ablation du néoplasme. Morte 7 ans plus tard sans récidive locale. A l'autopsie : cancer du péritoine, sans le moindre engorgement axillaire.

Des faits comme celui de Henry peuvent s'expliquer, si on admet, avec Hyrtl, que quelques vaisseaux lymphatiques mammaires se rendent directement aux ganglions sus-claviculaires. Nous avons indiqué aussi que, dans quelques cas, on voit des troncs lymphatiques traverser l'aisselle, sans s'arrêter dans les ganglions de cette région. Les faits de Kaeser sont d'une portée plus générale ; ils prouvent que le carcinome peut se généraliser, sans que le système lymphatique soit intéressé.

Dans une statistique fort importante, dont les éléments ont été puisés au service de Billroth, à l'Hôpital Général de Vienne, deux élèves de ce chirurgien, MM. Guido v. Torök et Richard Wittelshöfer (1) étudient avec grand soin, en se basant sur une série de 366 autopsies, les dépôts secondaires qui se forment dans les carcinomes mammaires suivant les trois stades de généralisation : extension locale, infection des ganglions lymphatiques et métastases dans les organes internes. Voici comment ils s'expriment relativement à l'infection des ganglions axillaires : « Celle-ci est depuis longtemps considérée comme la première étape vers une infection générale. D'après nos idées actuelles (en 1880) sur le transport des éléments carcinomateux par les voies lymphatiques, il est depuis longtemps d'usage de porter, toutes choses égales d'ailleurs, un pronostic plus favorable, au point de vue des métastases dans les organes internes, pour les cancers du sein sans ganglions axillaires. Toutes les publications mentionnent, cliniquement, l'apparition très fréquente et assez précoce de l'infection ganglionnaire dans l'aisselle, sans qu'on puisse déjà songer à une généralisation. Or, dans nos 366 cas, les ganglions ne sont pris que 175 fois, et parmi ces 175 carcinomes mammaires, il y a 57,7 0/0 de métastases internes ; restent 191 cas sans ganglions, dans lesquels nous trouvons 62,3 0/0 de métastases. En faisant même abstraction de quelques faits qui prêtent à contestation, nous n'arrivons pas à compenser la différence ; la métastase viscérale dans les carcinomes du sein sans ganglions axillaires reste bien trop fréquente pour qu'on ne soit pas obligé d'admettre une propagation directe par voie sanguine. Donc, dans les carcinomes, l'absence de tout retentissement vers l'aisselle n'est en aucune façon une garantie absolue contre la présence de dépôts secondaires dans les organes internes. Et il y a lieu d'accorder sans doute une certaine importance à l'extension locale du cancer. »

C. — Le rôle de cette extension locale est actuellement bien

(1) Torök et Wittelshöfer. Zur Statistik des Mamma Carcinoms. *Arch. f. klin. Chirur.*, 1880, p. 873, t. XXV.

connu pour la plèvre et le poumon; chacun sait que le carcinome de la mamelle les envahit souvent de proche en proche, en pénétrant dans l'enceinte thoracique par effraction (Weigert).

Le cancer ne diffère pas, sous ce rapport, du tubercule. Il est d'autre part, certain que le poumon est souvent infecté par la voie embolique, et, sans prétendre que le système lymphatique ne puisse jouer aucun rôle, on ne peut s'empêcher, quand on a présents à l'esprit les faits de généralisation sans aucun retentissement ganglionnaire, d'accorder une part prépondérante, peut être exclusive au système veineux comme vecteur des emboli carcinomateux. Cependant, il ne faut pas oublier que les ganglions intra-thoraciques dans lesquels nous avons vu aboutir une partie des lymphatiques mammaires, s'anastomosent largement avec les lymphatiques pleuro-pulmonaires; un envahissement du poumon, fixé par des adhérences, n'est nullement impossible, et de fait, on sait que Waldeyer a démontré que de très bonne heure, les lymphatiques étaient intéressés et contribuaient à la diffusion des éléments carcinomateux.

Dans le cancer du sein, le poumon peut donc être envahi par des mécanismes différents. En est-il de même du *foie ?*

Dans l'étude des métastases viscérales, on peut, sans inconvénient, raisonner à la fois sur les cas opérés et sur ceux qui ont été abandonnés à leur évolution naturelle. En calculant, d'après les faits que nous avons rassemblés, combien de fois les organes internes ont été intéressés, soit primitivement (siège initial de la réapparition du mal), soit consécutivement (siège des métastases après une récidive locale ou ganglionnaire), nous obtenons les chiffres suivants :

	NOMBRE	0/0
Foie	110	49 0/0
Plèvres et poumons	76	34 0/0
Rachis	25	12 0/0
Organes rarement atteints	11	5 0/0

Écrivons au-dessous les chiffres que nous pouvons tirer de la statistique de Torök et Wittelshöfer portant sur 220 métastases.

	NOMBRE	0/0
Foie	127	57 0/0
Poumons (plèvres)	103	46 0/0
Rachis	9	2 0/0
Organes rarement atteints	175 (1)	79 0/0

En jetant un coup d'œil sur ces deux tableaux, dont l'un est calculé d'après les données de la clinique, l'autre d'après les renseignements recueillis sur la table d'autopsie, il est une particularité qui saute immédiatement aux yeux; c'est d'une part dans le premier, le chiffre relativement élevé des cancers du rachis, comparé à celui qui est énoncé dans le second, d'autre part, dans le deuxième tableau, la proportion beaucoup plus considérable des organes dit rarement atteints. Cette contradiction n'est qu'apparente. Si dans le premier tableau, nous obtenons pour les affections de la colonne vertébrale la proportion de 12 0/0, cela tient à ce que la localisation du carcinome dans ce point du squelette se révèle immédiatement par des manifestations caractéristiques, auxquelles le médecin ne se trompe guère. Mais dans d'autres organes, dans quelques parenchymes en particulier, le carcinome, à l'état secondaire, évolue parfois silencieusement, il ne trahit son existence par aucun symptôme, à tel point que souvent la lésion n'est découverte qu'à l'autopsie. Ces remarques suffisent pour expliquer les chiffres différents contenus dans les deux tableaux pour les localisations dans le rachis et dans les organes rarement atteints. Il n'en est pas moins curieux de constater que, pour le système osseux, les vertèbres sont le siège de prédilection des dépôts secondaires dans le cancer du sein ; et s'il faut en croire M. Delarue (2), « les lymphatiques sont les voies les plus fréquentes de ces migrations cancéreuses vers les vertèbres ; il s'agit là certainement comme pour « les plèvres d'une question de localisation, car le cancer du

(1) Nous ne garantissons pas l'exactitude de ce dernier chiffre, car le tableau dressé par Torök et Wittelshöfer, manque de précision sur plusieurs points.

(2) Delarue. *Etude sur le cancer de la colonne vertébrale consécutif au cancer du sein.* Thèse de Paris. 1876, n° 151.

« sein s'accompagne plus souvent que celui de n'importe quel « autre organe de dépôts secondaires dans le rachis ».

Reste la glande hépatique, affectée dans une proportion de 57 et 49 0/0. Sans doute, on le sait, le foie sert pour ainsi dire de matrice aux carcinomes secondaires, sans qu'on puisse en trouver une raison suffisante dans une disposition particulière de ses vaisseaux ou dans une propriété encore hypothétique de son parenchyme glandulaire. Maintenant qu'on sait que la voie d'apport des embolies cancéreuses est dans le cancer secondaire du foie à peu près univoque, nous ne sommes point surpris de la fréquence avec laquelle il est intéressé dans les néoplasmes primitifs des organes qui versent leur sang dans le système de la veine porte. Mais la mamelle ne rentre pas dans cette catégorie d'organes et ses vaisseaux veineux dépendent de la circulation générale. Mais alors, si c'est par embolie que se produisent tous les dépôts carcinomateux secondaires dans la glande hépatique, il est indispensable que les éléments néoplasiques traversent d'abord le poumon et s'y fixent en grande partie ; or, il serait remarquable de voir que ceux-ci, lorsqu'ils partent d'un carcinome mammaire, traversent l'organe de l'hématose sans y coloniser. Les éléments néoplasiques seraient-ils avec un tel point d'origine, plus petits qu'à l'ordinaire et ne feraient-ils que passer dans les capillaires pulmonaires sans s'y fixer? Ce n'est pas probable.

Nous nous expliquons. Lorsque les lésions carcinomateuses extra-hépatiques occupent les organes qui, par leur circulation veineuse, sont tributaires de la veine porte, il est bien certain et naturel que le foie soit affecté avec une prédilection marquée. Mais, lorsque ces lésions siègent dans des organes dont les veines font partie de la circulation générale, il est de règle, on le sait, que les dépôts secondaires se localisent surtout et d'abord dans les poumons. La preuve de ce fait n'est pas difficile à fournir. Dans sa thèse sur les enchondromes avec métastases, Ivan Michaloff (Genève, 1882) a noté pour 14 cas de tumeurs secondaires la distribution suivante : poumon, pris 13 fois ; rate, prise 3 fois ; foie, pris 1 fois.

Ouvrons aussi la thèse de concours de M. Schwartz (1). Voici ce que nous y lisons, page 89 : « Quels sont les organes dans lesquels « se généralise surtout le sarcome des os ? Bien en tête, se trouve le « poumon qui est sous ce rapport le préféré. Dans presque toutes les « observations où la mort a eu lieu par généralisation, il est rare « de ne pas trouver le poumon mentionné. Les autres grands « viscères, foie, rate, reins sont bien plus rarement atteints ».

Le cancer du sein semble faire exception aux lois qui régissent la localisation des tumeurs dites métastatiques ; il est pris dans 57 à 49 0/0 de tous les cas où il y a eu généralisation, le poumon est intéressé seulement dans 46 à 34 0/0 des cas. Stephen Paget (2) a rassemblé 735 comptes rendus d'autopsies après carcinomes mammaires — 241 fois, il existait un cancer hépatique, 17 fois seulement un cancer de la rate et 30 fois des cancers des reins et des capsules surrénales. Les poumons étaient pris dans 70 cas. Le foie est envahi dix fois, le poumon cinq fois dans 33 cas de métastases réunis par Oldekop.

Nous ne discuterons pas sur les chiffres. En admettant même que les résultats auxquels ils nous mènent soient entachés d'erreur, il n'en restera pas moins établi que le foie est, plus souvent que le poumon, intéressé dans l'évolution du carcinome de la mamelle. Cette différence en faveur de la glande hépatique peut-elle être expliquée ? Nous le croyons.

Le foie, à notre avis, s'infecte dans le cours du cancer du sein par trois mécanismes différents, par embolie, par propagation de proche en proche, enfin par voie lymphatique. Le premier de ces mécanismes est bien connu. Quant au second, il existe réellement, se fait par l'intermédiaire du tissu conjonctif, dont le rôle semble bien établi, grâce à la diffusion des lésions, à l'infiltration fréquente du diaphragme, aux adhérences intimes, parfois même à la fusion totale de ce muscle avec la face convexe du foie. Avec un pareil processus, la dissémination pourra se produire, à travers le

(1) SCHWARTZ. Des ostéosarcomes des membres. Thèse d'agrégation, 1880.

(2) STEPHEN PAGET. The distribution of secondary growths in cancer of the breast. *Lancet*, 23 mars 1889, p. 571.

thorax, non seulement vers le foie, mais aussi vers l'estomac, vers la rate (1). Sprengel (2) cite un cas non douteux de cancer de la rate par propagation. A l'autopsie d'une femme opérée de carcinome du sein gauche, il trouva un gros noyau qui avait pénétré par les espaces intercostaux, et qui s'étendait à la plèvre gauche et à la rate. Nous trouvons dans Billroth (3) un fait relatif à une femme âgée de 62 ans, atteinte d'un cancer mammaire double avec infiltration de la peau et extension rayonnante. A l'autopsie, on trouva des deux côtés des ganglions axillaires du volume d'un haricot. Les muscles pectoraux et la plèvre costale des deux côtés étaient infiltrés d'une quantité considérable de nodules. Le foie était gros, brun, rouge pâle, graisseux, exsangue, farci, ainsi que le diaphragme auquel il adhérait, de noyaux et d'une infiltration blanchâtre, modérément dure, fournissant à la coupe un suc crémeux ; dans l'épaisseur de la glande hépatique, se rencontraient quelques noyaux isolés. Dans ce cas, ajoute Billroth, où il n'y avait pas de métastase dans le poumon et dans la plèvre pulmonaire, il est très probable que le carcinome s'était étendu en rayonnant « en suivant les lymphatiques », vers la plèvre costale, de là au diaphragme, enfin, de ce point, par le ligament suspenseur du foie, à la glande hépatique.

Dans le fait précédent, il semble que l'envahissement de ce dernier organe ait eu lieu à la fois de proche en proche par l'intermédiaire du tissu conjonctif et à distance par embolie lymphatique. Wittelshöfer et Torök, sur les 127 cas de carcinome hépatique qu'ils rapportent, disent explicitement que l'infection du foie s'est produite deux fois seulement par extension locale du cancer. Stephen Paget écrit « que dans le cancer du sein, le poumon est « souvent pris, non pas à la façon des organes éloignés, mais par « extension directe de l'affection primitive ». Mais il ne men-

(1) Nous avons essayé de savoir si c'est surtout le cancer de la mamelle droite qui envahit le foie, mais les observations que nous avons lues ne nous permettent pas de conclure.

(2) *Loc. cit.*, p. 809.

(3) BILLROTH. Ouvrage cité, p. 167 et planche VI.

tionne aucune particularité analogue pour le foie. Cependant, la propagation, quand elle se fait de proche en proche par le tissu conjonctif, est ordinairement appréciable à la simple inspection dans les organes intermédiaires à la mamelle et à la glande hépatique. L'absence de toutes traces du passage d'éléments carcinomateux ne plaide-t-elle pas en faveur d'une dissémination discontinue, d'une propagation par embolie lymphatique? C'est possible. Nous avons indiqué que quelques vaisseaux absorbants de la région mammaire se rendent aux ganglions mammaires internes. Ceux-ci s'anastomosent largement derrière le plastron sterno-costal avec tous les ganglions du médiastin antérieur, dans lesquels vont aboutir une grande partie des lymphatiques de la face convexe du foie, en traversant la fente qui sépare les insertions sternales et costales du diaphragme. Ces communications qui relient ainsi le système absorbant de la mamelle à celui de la glande hépatique peuvent peut-être servir de voie de transport des éléments carcinomateux du premier organe vers le second. On nous répondra qu'un pareil transport est physiologiquement impossible et que les cellules néoplasiques devraient migrer alors en sens inverse du courant de la lymphe.

Mais, ne connaît-on pas les remous, les reflux que peut subir la circulation de celle-ci (1)? D'autre part, M. Poirier nous a montré dernièrement à l'École pratique, des faits non douteux de récurrence. Enfin, sans admettre, avec Langhans, qu'il existe des lymphatiques sans valvules, nous croyons que celles-ci sont insuffisantes à s'opposer à une marche en sens inverse du courant normal, lorsque les vaisseaux sont dilatés, déformés par des amas de cellules cancéreuses. Recklinghausen (2) aussi, dont la grande autorité ne saurait être mise en doute, a du reste indiqué la possibilité des embolies rétrogrades dans les veines et dans les lymphatiques dans un cas de cancer du rein.

L'envahissement du foie par voie lymphatique nous paraît donc

(1) DEBOVE. *Progrès Médical,* 1874, n° 6.

(2) RECKLINGHAUSEN. Ueber retrograde Embolie in Venen und Lympfgefässen. *Arch. f. pathol. Anat.,* 1885.

possible ; est-il réel ? Nous ne saurions le prétendre, faute d'autopsies et de documents personnels. Mais le sujet vaut la peine d'être étudié et nous tenons à le signaler, car le cancer secondaire d'origine lymphatique se différencie nettement à ses débuts de celui qui reconnaît comme voie d'apport dans le foie la circulation veineuse portale. On sait, écrivent MM. Hanot et Gilbert (1) « que cette variété de carcinome hépatique secondaire ne revêt point la forme nodulaire qui lui est habituelle, mais se présente sous l'aspect d'une zone néoplasique qui empiète plus ou moins sur le tissu du foie ». Nous avons recherché si des faits bien observés répondaient à cette description, mais nous n'en avons pas trouvé (2).

L'avenir décidera si l'infection du foie dans le cancer du sein se produit bien accessoirement par les mécanismes que nous avons indiqués (3). L'organe hépatique ne jouit-il au contraire que d'une prédisposition spéciale, telle que les emboli cancéreux, émanant d'un cancer mammaire par la voie veineuse et artérielle, y trouvent un terrain particulièrement favorable à leur colonisation ? Le fait n'est pas impossible.

« Il existe peut-être aussi, dit Stephen Paget, une sorte de « règle ou d'ordre de succession dans les localisations à distance « des cancers, une relation entre le caractère du néoplasme pri- « mitif et la situation des tumeurs secondaires qui en dérivent ; « peut-être aussi les organes éloignés ne se comportent-ils pas, vis- « à-vis des embolies, d'une manière passive ou indifférente (4). »

(1) Hanot et Gilbert. *Études sur les maladies du foie*, p. 182.

(2) Dans un cas rapporté à la Société anatomique (*Progr. médic.*, 1885, p. 280), par notre collègue et ami Broca, et intitulé : « Cancer du sein. Généralisation dans les os du crâne ; paralysie faciale à frigore concomitante », nous lisons : « La face convexe du foie présente quelques points cancéreux blanchâtres non saillants ». Faut-il voir là un fait de cancer lymphatique secondaire ?

(3) Cette prédisposition existe pour le tubercule. Dans leur note sur la tuberculose expérimentale du foie, MM. Gilbert et Lion (*Compt. rendus de la Soc. de Biol.*, 3 nov. 1888) ont indiqué que le foie exerce sur les cultures tuberculeuses injectées dans les veines mésentériques *une action de filtration* très marquée.

(4) Pourquoi le cancer de la rate est-il si rare dans le cours du carcinome mammaire ? Pourquoi les cellules bactériennes génératrices des abcès métastatiques se fixent-elles avec une fréquence presque égale dans le foie et la rate ?

Quoi qu'il en soit de ces théories, nous en faisons bon marché. Mais il n'en reste pas moins établi que le foie est infecté, dans le cours du carcinome mammaire, avec une prédilection vraiment étonnante. C'est là une notion clinique qu'il ne faut point perdre de vue, lorsqu'il s'agit d'amputer une mamelle cancéreuse ou d'enlever une récidive dans le champ opératoire. Les dépôts néoplasiques dans les organes éloignés doivent être recherchés avec soin. Il ne suffit pas d'interroger la malade, de lui demander si elle souffre ou si elle se sent bien. Un examen minutieux est nécessaire. Parfois le chirurgien découvre, à l'insu de la patiente, une saillie suspecte ou une région douloureuse à la pression sur un point du squelette. Dans d'autres circonstances, le palper des hypochondres et de l'épigastre révèlera une nodosité, premier indice d'un cancer hépatique secondaire. Pour le foie, l'embarras est souvent grand. On rencontre des malades opérées du carcinome du sein qui n'ont aucune récidive dans la cicatrice ou dans les ganglions ; mais elles ont présenté jadis des accidents de lithiase biliaire et, quelques mois après, elles reviennent consulter pour des douleurs dans l'hypochondre droit. L'examen de la région révèle seulement une augmentation de la matité hépatique. On conçoit les difficultés qu'on éprouve alors à se prononcer entre une lithiase rappelée et un carcinome secondaire du foie. Mais l'hésitation n'est jamais de longue durée, car le cancer ne tarde pas à évoluer d'une façon tout à fait caractéristique.

Ces quelques lignes suffisent pour faire comprendre l'importance d'un examen complet des viscères, lorsque le chirurgien est appelé à prendre une décision ; il recherchera, en un mot, s'il n'existe aucune contre-indication opératoire tirée de l'état général. Faute de compter avec ce facteur quelquefois négligé, on s'expose presque à coup sûr à marcher au-devant d'une récidive à très brève échéance (1). Lors de généralisation à ses débuts, l'interven-

(1) Consultez sur ce sujet : Verneuil : Des opérations chez les sujets atteints de néoplasmes généralisés (*Assoc. Franç. p. l'avancement des sciences*, Paris, 1878). — Gerster : On the surgical dissemination of cancer (*Annals of surgery*, août 1885, p. 98).

tion a même presque toujours le triste privilège de hâter l'évolution du mal et de précipiter le dénouement fatal. Certes, il est des cas où un chirurgien consciencieux est obligé d'intervenir malgré la perspective d'une récidive prochaine ; il est un élément moral qui entre en ligne de compte, car les pauvres femmes savent en général trop bien qu'un refus de l'opération équivaut à un arrêt de mort. Mais, interprétant d'une façon spéciale une phrase de notre excellent maître, nous terminerons en disant : lorsque le chirurgien est seul juge de la situation, il n'oubliera jamais qu'il est des carcinomes mammaires circonscrits « qu'il *doit*, d'autres qu'il *peut*, d'autres enfin qu'il ne *faut* pas opérer » (Tillaux).

RÉSUMÉ

C'est bien à dessein que nous écrivons : résumé, et non : conclusions. Nous ne saurions, en effet, en fournir qui soient valables et acceptables dès à présent. Dans des questions si controversées, des conclusions définitives ne pourront être formulées que le jour où on connaîtra plus intimement la nature et l'origine du carcinome.

Nous avons essayé de montrer avec quelle circonspection il convient de choisir les matériaux qui permettent d'étudier scientifiquement les récidives des cancers, ou, ce qui est à peu près identique, les résultats obtenus par l'intervention chirurgicale. Les examens histologiques *complets* sont indispensables et c'est peut-être pour avoir enfreint ce précepte ou ne point l'avoir observé dans toute sa rigueur que quelques auteurs ont enregistré dans leurs statistiques un nombre de récidives tardives relativement si élevé, qu'en nous basant sur les faits publiés nous devons rejeter, au moins pour la mamelle, l'axiome de Volkmann.

La pathogénie des récidives tardives nous échappe encore totalement, il n'en est pas de même de celles qui surviennent dans la région du sein opéré au cours des deux ou trois premières années qui suivent l'intervention. Elles sont imputables :

1° A une ablation imparfaite de la glande mammaire ; les prolongements irréguliers qu'elle pousse parfois dans tous les sens doivent toujours être présents à l'esprit de l'opérateur.

2° Si la totalité du sein a été enlevée, à une extension, encore inappréciable macroscopiquement, du carcinome qui a déjà franchi les limites du parenchyme glandulaire. Il peut alors se fixer dans la peau, le tissu cellulaire sous-cutané, le grand pectoral. Car, tout en reconnaissant avec Heidenhain la prédominance des répullulations dans le grand pectoral, nous pensons que les récidives primitivement mobiles dans les tissus prémusculaires ne sauraient être rejetées.

L'infection et la récidive ganglionnaires peuvent se faire non seulement dans l'aisselle et dans les régions claviculaires, mais aussi dans les glandes lymphatiques du médiastin antérieur, car il paraît incontestable que celles-ci doivent être rangées parmi les organes qui reçoivent une partie des vaisseaux lymphatiques de la région mammaire. Cette dernière donnée anatomique pourrait peut-être nous servir à expliquer l'immense fréquence des pleurites carcinomateuses et la prédilection remarquable avec laquelle le foie est frappé dans le cours du cancer du sein.

L'étude des points précédents offre un certain intérêt chirurgical et prête à d'importantes déductions pathologiques que nous nous proposons de développer ultérieurement. Mais nous marchons sur un terrain d'évolution que transforment chaque jour les recherches des anatomo-pathologistes et les progrès de la thérapeutique contemporaine. Aussi, dans le présent travail, n'avons-nous eu qu'un but : celui d'étudier la fréquence et le mécanisme des récidives locales, d'appeler l'attention sur une voie à peine explorée de propagation des cancers du sein, enfin d'indiquer la nécessité absolue de la distinction scientifique du curage préventif et du curage forcé. Nous croyons que l'étude de ces points particuliers peut être de quelque utilité tout à la fois pour approfondir le développement des reproductions néoplasiques et pour acquérir des notions détaillées sur l'avenir réservé aux malades opérées de carcinome mammaire.

TABLE DES MATIÈRES

IMPRIMERIE LEMALE ET Cie, HAVRE

www.ingramcontent.com/pod-product-compliance
Ingram Content Group UK Ltd.
Pitfield, Milton Keynes, MK11 3LW, UK
UKHW020927180726
13838UKWH00002B/789

9 782329 114378